主编 裴胜

主任医师／北京中医儿科专业委员会委员／北京中医协会委员

中医师教你

宝宝常见病

怎么防怎么调

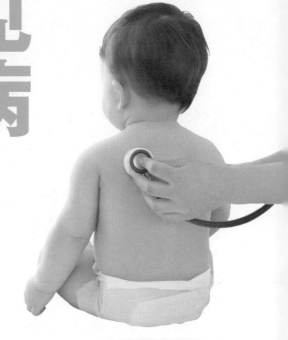

U0376120

吉林科学技术出版社

图书在版编目（CIP）数据

中医师教你宝宝常见病怎么防怎么调 / 裴胜主编 .
-- 长春：吉林科学技术出版社，2018.1
　ISBN 978-7-5578-3414-2

　Ⅰ . ①中… Ⅱ . ①裴… Ⅲ . ①小儿疾病－常见病
－诊疗 Ⅳ . ① R72

中国版本图书馆 CIP 数据核字（2017）第 266200 号

中医师教你宝宝常见病怎么防怎么调
ZHONG YI SHI JIAO NI BAOBAO CHANG JIAN BING ZEN MO FANG ZEN MO TIAO

主　　编　裴　胜
出 版 人　李　梁
责任编辑　孟　波　高千卉
封面设计　杨　丹
制　　版　悦然文化
开　　本　710 mm×1000 mm　1/16
字　　数　340千字
印　　张　18
印　　数　7000册
版　　次　2018年1月第1版
印　　次　2018年1月第1次印刷
出　　版　吉林科学技术出版社
发　　行　吉林科学技术出版社
地　　址　长春市人民大街4646号
邮　　编　130021
发行部电话/传真　0431-85635176　85651759　85652585
　　　　　　　　　85635177　85651628

储运部电话　0431-86059116
编辑部电话　0431-85610611
网　　址　www.jlstp.net
印　　刷　长春百花彩印有限公司
书　　号　ISBN 978-7-5578-3414-2
定　　价　49.90元
如有印装质量问题可寄出版社调换

前 言

经常听到年轻的爸爸妈妈这样抱怨:"带个孩子真难呀!动不动就生病,打针输液孩子遭罪,我们做爸妈的也揪心啊。"的确,宝宝就像一棵小幼苗,各个系统发育还有待完善,免疫功能低,容易受到各种疾病的侵扰。新手爸妈缺乏育儿经验,宝宝一生病就到医院接受抗生素治疗,这往往是雪上加霜,去不了病根,还给宝宝的身心带来伤害。

老话说得好:孩子病了,三分靠治,七分靠养。家长平时掌握科学靠谱的育儿知识,在养护宝宝方面多下功夫,宝宝就会少生病。这对于宝宝的健康成长尤其必要。

中医学认为,"小儿脾常不足,肺尤娇,肾常虚"。这说明宝宝的身体很稚嫩,尤其是脾肺肾三脏容易引发疾病,更需要呵护。宝宝要生长发育,需要摄取许多营养,而负责消化吸收的脾脏如果没发育好,就会显得力不从心;如果家长在喂养方面不注意,孩子就很容易被厌食、积食、消化不良盯上。孩子肺脏也很娇嫩,护理不到位,就会遭到外邪侵犯,引起感冒、咳嗽、发热等。肾为先天之本,孩子的肾功能一旦失常,就容易尿床、不长个、发育缓慢。

孩子生了病,除了看病,爸爸妈妈还要面临一个个难题:如何护理宝宝的饮食起居?该给宝宝吃什么?哪些食物是有禁忌的?需要给宝宝补充哪些营养?哪些食物具有辅助治疗作用?如果爸爸妈妈明白一些医理,对宝宝常见疾病多一些了解,就能使宝宝远离疾病,及时解除宝宝的痛苦。

本书是知名中医儿科专家送给家长和孩子们的厚礼,全书以中医育儿和小儿常见病调理经验为主要方向,并融合最新营养学知识,告诉家长如何让孩子少生病、孩子病了如何调理。内容包括:挖掘孩子生病的深因,正确的喂养知识,新生儿、婴幼儿常见病的防与调,宝宝常见的营养失衡疾病的防与调,以及宝宝突发急症和意外的救急处理等,同时介绍各种常见儿科病的饮食原则、饮食宜忌、食谱推荐等,帮助爸妈们防患于未然,让宝宝远离疾病。

爸爸妈妈是宝宝最好的医生,爸妈的细心呵护是宝宝健康成长的保证。家长多一分细心,孩子就少遭许多罪。衷心祝愿每个孩子在爸妈的悉心呵护下健康成长!

PART 2

正确喂养，
提高宝宝免疫功能

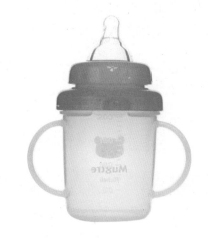

目录

CONTENTS

PART

3

新生宝宝常见病
预防调理

目 录

CONTENTS

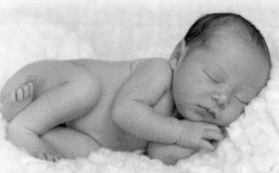

PART
4

婴幼儿常见病
预防调理

目 录

CONTENTS

目录

CONTENTS

目 录

CONTENTS

PART
5

宝宝营养失衡病
预防调理

目录
CONTENTS

目录

CONTENTS

宝宝就医挂号一览表

主要症状	伴随症状	对应科室
眩晕	耳鸣，听力下降	耳鼻咽喉科
	头痛，恶心	神经外科
食欲异常	心悸，多汗，易激动，失眠	内分泌科
	上腹部不适，打嗝，胃胀，消瘦	消化内科
	厌食油腻，疲乏	消化内科
发热	咽喉痛，扁桃体肿大，前额痛	耳鼻咽喉科
	鼻塞，咳嗽	呼吸内科
	腹泻，水样便，呕吐	消化内科
	尿急，尿频，尿痛	泌尿内科
	面色苍白，流鼻血	血液内科
	关节肿痛，皮肤红斑	免疫科
腹痛	腹痛持续时间短，胸闷，有心脏病史	心血管内科
	上腹部疼痛，腹泻，发热，乏力	消化内科
	食欲缺乏，消瘦，贫血，腹部肿块	普通外科
胃肠胀气	全腹疼痛逐渐加重，腹肌紧张，呕吐	普通外科
	口苦，食欲缺乏，乏力	普通内科
	打嗝，反酸，上腹部不适，腹泻	消化内科
恶心呕吐	耳鸣，眩晕	耳鼻咽喉科
	怕热，多汗，贫血，食欲缺乏	内分泌科
	腹痛，腹泻	消化内科
	呕吐物为隔夜饮食，有酸臭味	消化内科
	咽部疼痛，头痛	耳鼻咽喉科

主要症状	伴随症状	对应科室
声音嘶哑	一般声音嘶哑	耳鼻咽喉科
	感冒症状，咳嗽	耳鼻咽喉科
咳嗽	吞咽不适，声音嘶哑	耳鼻咽喉科
	发热，咽喉痛，流涕，胸闷	呼吸内科
	持续三个月以上的慢性咳嗽	呼吸内科
	低热，盗汗，乏力，声嘶，咽喉痛	感染症科
	关节肿痛，皮肤红斑	免疫科
红眼	结膜、睫状体充血或结膜下出血	眼科
	发热，皮疹，咳嗽，流涕	内科
咽喉痛	一般咽喉痛	耳鼻咽喉科
	吞咽、发音困难	耳鼻咽喉科
便秘	多饮，多食，多尿，消瘦	内分泌科
	腹部绞痛，腹胀	消化内科
	便血，消瘦	肛肠科
腰腿疼	低热，食欲缺乏，乏力，盗汗	感染症科
	寒战，高热	骨科
	外伤	外科
头痛	恶心，呕吐	内科
	流脓鼻涕或耳朵流脓	耳鼻咽喉科
	失眠，疼痛程度与情绪相关	神经内科

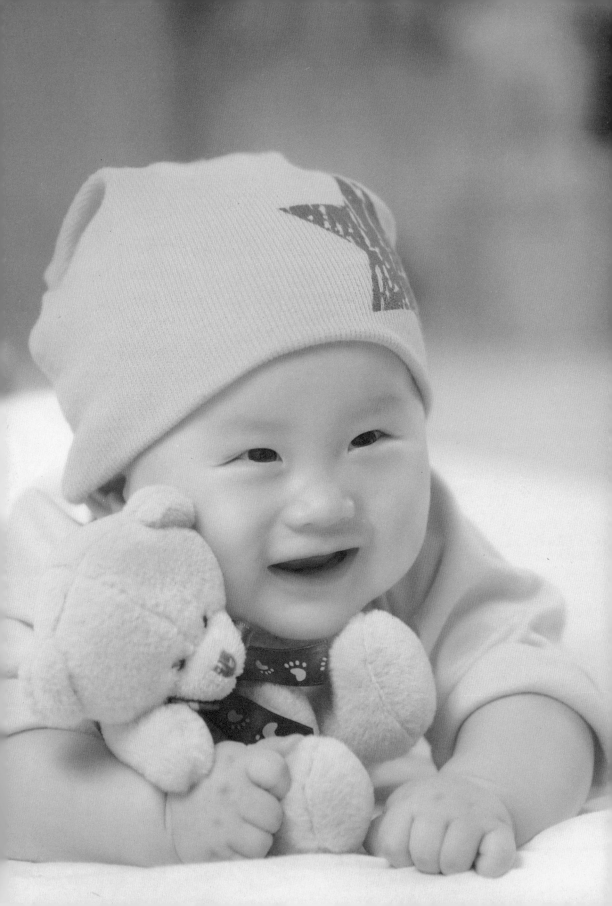

PART

1

宝宝为什么会生病

提防寒气
从脚进入宝宝身体

为什么寒气最容易从脚入

俗话说"寒从脚入"，脚部是血管分支的末梢部位，距心脏较远，易发生血循环障碍，再加上脚部缺乏皮脂腺的保护，因此易受凉。宝宝脚部皮肤娇嫩，活动量少，体温调节功能还不完善，所以宝宝的脚部更易受凉。

脚部受凉很容易感冒。脚部有 33 个穴位，并且与上呼吸道黏膜之间有密切的神经体液联系，脚部一旦受凉，局部血管收缩，血流减少，会反射性地引起呼吸道黏膜内的毛细血管收缩，致使局部抵抗力下降，原来潜伏在鼻咽部或从外界侵入的细菌、病毒就会乘机大量繁殖，诱发感冒。

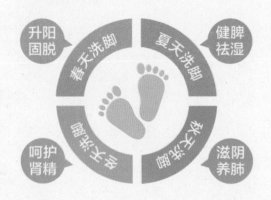

宝宝脚部暖和能防百病

● 注意宝宝脚部的保暖

即使是炎热的夏天也不要让空调冷风或电扇直接对着宝宝的脚部吹；在寒冷的冬天，宝宝熟睡时双脚不要露在被子外面，以免着凉。

● 要注意给宝宝洗脚

洗脚不仅可以除去脚上的污物，还有保健的作用。

每天坚持给宝宝洗脚，通过水和手按摩刺激脚部，达到舒筋活血、防病治病和健身的作用。

宝宝洗脚的水温水量是有讲究的。夏天洗脚水的温度控制在 38～40℃，冬天洗脚水的温度可以高点儿，控制在 45～50℃。水量以把整个脚踝都浸在温水中为宜，浸泡时间需保持 3～5 分钟。

较长时间用温水泡脚能使足部皮肤表面的毛细血管扩张，血液循环加快，改善足部皮肤和组织营养，增加局部抵抗力，促进宝宝睡眠，有助于宝宝生长发育。

宝宝睡觉要避开的 八大误区

误区 1 抱睡

抱着睡虽然可以让宝宝获得一种安全感，但会让宝宝形成依赖。这种依赖心理会延长宝宝的入睡时间，容易造成入睡困难。而且，当宝宝夜间醒来，如果不能及时给予相应的安慰，他很难再自己入睡。这对培养宝宝独立入睡的习惯和形成夜间深睡眠、浅睡眠的自然转换都会造成不良影响。因此，从现在开始，爸爸妈妈就要让宝宝在婴儿床上睡觉，逐步培养宝宝独立入睡的能力。

误区 2 摇睡

当宝宝难以入睡时，一些妈妈因不耐烦便将宝宝抱在怀中或放入摇篮里用力摇晃，以为这样就会让宝宝尽快入睡。殊不知这种做法对宝宝的健康潜藏着很大的危险，尤其是 10 个月内的宝宝。摇晃动作使婴儿的大脑在颅骨腔内不断晃荡，未发育成熟的大脑会与较硬的颅骨相撞，造成脑小血管破裂，引起"脑轻微震伤综合征"，发生脑震荡、颅内出血。如果宝宝的视网膜受到影响，还可导致弱视或失明，由此铸成大错。

误区 3 裸睡

气温较高时，有些妈妈生怕宝宝长痱子，便将宝宝的衣裤脱光，让宝宝光着小身子躺在床上甚至凉席上，以求凉爽。但是宝宝身体散热快，腹壁薄，一旦受凉便会刺激肠蠕动增强，从而导致腹泻。

为了避免宝宝发生腹泻，应把室温调节至舒适温度，给宝宝盖一条薄毛巾被睡觉；为预防宝宝踢开被子着凉，可给他戴上小肚兜，使胸腹部保暖。

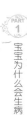

误区 4 亮睡

有些年轻妈妈为了方便夜间喂奶、换尿布，往往将卧室里的灯通宵开着，这对宝宝有不利影响。

医学研究表明，婴儿在通宵开灯的环境中睡眠，可导致睡眠不良，睡眠时间缩短，进而减慢发育速度。因为婴儿的神经系统尚处于发育阶段，适应环境变化的调节功能差，卧室内通宵亮着灯，势必会改变宝宝身体昼明夜暗的自然规律，从而影响宝宝正常的新陈代谢，危害生长发育。

以视力发育为例，据英国学者报告：睡觉时居室内开着小灯的宝宝有30%成了近视眼，而睡觉时居室内灯火通明的宝宝近视眼的发生率则高达55%。

误区 5 搂睡

不少妈妈担心宝宝在睡眠中发生意外，常常搂着宝宝睡觉。其实，这样做恰恰增加了发生意外的机会。

1. 搂睡使宝宝难以呼吸新鲜空气，吸入的多是被子里的污秽空气，容易生病。

2. 搂睡可使宝宝养成醒来就吃奶的坏习惯，不易形成定时哺喂的习惯，从而妨碍宝宝的食欲与消化功能。

3. 搂睡限制了宝宝睡眠时的自由活动，难以舒展身体，影响正常的血液循环；如果妈妈睡得过熟，不小心用乳房堵住了宝宝的口鼻，还可能造成窒息等严重后果。

误区 6 蒙睡

在冬春气温较低的季节，妈妈为了让宝宝暖和，常将宝宝头部蒙在棉被下，这样做有两大危害。

1. 被窝温度较高，加上宝宝代谢旺盛，容易诱发"闷热综合征"，可致宝宝大汗淋漓，甚至发生虚脱。

2. 可能引起呼吸困难，或者窒息。宝宝睡觉时都应将头部露在被子外面，以防发生不测。

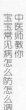

误区 7 热睡

为给宝宝保暖，很多家长会使用电热毯。殊不知，电热毯加热速度较快，温度也较高，会增加宝宝不显性失水量，引起轻度脱水，从而影响健康。

因此，宝宝不宜使用电热毯，实在要用须掌握正确方法，即睡前通电预热，待宝宝上床后及时切断电源，切忌通宵不断电。

使用过程中，如果宝宝出现了烦躁不安、哭声嘶哑等表现，说明身体可能脱水，马上给宝宝喝些白开水，通常宝宝很快就会平静下来，恢复正常。

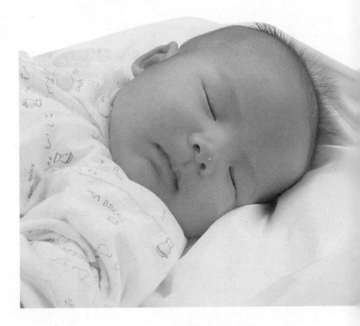

看，宝宝在温度适宜的环境下睡得多香。

误区 8 拍睡

宝宝一有动静，妈妈就会轻轻地拍拍他，帮他继续入睡。

宝宝的睡眠分为深睡眠和浅睡眠两种状态。对婴儿来说，特别是刚出生的宝宝，深睡眠和浅睡眠基本各占50%，而且是不断交替的。深睡眠时，宝宝处于完全休息状态，除了偶尔的惊跳和极轻微的嘴动外，没有其他活动；浅睡眠时，宝宝的手臂、腿和整个身体经常会有些活动，脸上还可能会做怪相、皱眉、微笑等，这些都是浅睡眠时期的正常表现。

所以，如果宝宝出现轻轻抽泣或运动，不要急着去拍他、抱他或者给他喂奶，先观察一下，看宝宝是否能接着睡。否则，给予过多的干预，会人为地打断宝宝深睡眠和浅睡眠的自然交替，破坏宝宝的睡眠规律。如果宝宝出现了哭闹等更多的表现，我们再去干预。

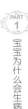

PART 1

宝宝为什么会生病

宝宝睡眠专家答疑

Q 不管宝宝什么时间入睡，只要他睡眠的总量够了就可以？

A 睡眠时间充足对于宝宝的生长发育是非常关键的，因为在睡眠中，内分泌系统释放的生长激素比平时多 3 倍。不过，宝宝的睡眠质量也很重要。入睡时间不同，深睡眠和浅睡眠所占的比例就会发生变化。入睡越晚，浅睡眠所占的比例越多，深睡眠的比例越少。而深睡眠和宝宝的生长发育是直接相关的，因为生长激素主要是在深睡眠时期分泌的。而浅睡眠和宝宝记忆力的发育关系更为密切。所以，应该尽量让宝宝早点入睡。

Q 为什么宝宝睡觉时会突然惊跳？

A 这种现象在小婴儿身上比较多见。新生儿的惊跳与神经系统发育不成熟有关。如果宝宝有疾病，如缺钙，会使这种惊跳现象增加或持续时间很长，便需到医院做检查后确定。

Q 宝宝的睡眠时间没有达标，一定会影响生长发育吗？

A 实际上，虽然每个年龄段的宝宝都有特定的睡眠需求量，但是宝宝之间也存在个体差异，比如有的宝宝的气质类型决定了他可能就是睡得少一些。原则上，只要宝宝的精神状态好、食欲正常、没有消化方面的问题、体重增长良好就可以。但是如果偏离得太多，比如新生儿每天需要睡 16~18 个小时，而你的宝宝只睡到 12 个小时，就需要咨询医生，进行宝宝生长发育方面的监测。

Q 宝宝睡觉时磨牙是怎么回事？

A 宝宝在睡眠状态中咬肌继续收缩，便会产生磨牙的现象。有些原因不清的磨牙可以一直持续到成人。比较常见的原因有，由于消化功能紊乱、肠道寄生虫的刺激，而引起咀嚼。如果是间断的或时间很短的、偶发的磨牙，问题不大，只要消化功能问题或寄生虫问题解决了，磨牙现象便会自动消失。如果磨牙特别厉害，每天都磨，就需要戴牙托，否则很多牙沟都会被磨平。

Q 打呼噜说明宝宝睡得香？

A 宝宝偶尔打呼噜可能是由感冒引起的，感冒痊愈后，打呼噜的症状就会消失。但如果宝宝长期打呼噜，可能是由于扁桃体、腺样体肥大或其他原因，影响了鼻咽部通气造成的。这时，有些宝宝在醒着的情况下也会出现鼻塞、张口呼吸的现象。时间长了，对宝宝的脑部发育会造成一定危害。如果宝宝出现睡眠打呼噜、张口呼吸的情况，最好带他到医院的耳鼻喉科检查一下。

Q 宝宝睡觉仰卧好，还是俯卧好？

A 仰卧和俯卧各有利弊。仰卧是有利于肌肉的放松，也不会使内脏器官受压，但仰卧有可能造成宝宝溢奶，导致误吸。俯卧式睡姿可增加婴儿头部、颈部和四肢的活动，并有促进心肺等器官功能的作用，但可能发生猝死。原因在于，婴儿一般不会自己翻身，并且不能主动避开口鼻前的障碍物，因而呼吸道在受阻时，只能吸收到很少的空气而导致缺氧；加上消化器官发育不完善，当胃蠕动、胃内压增高时，食物就会反流，阻塞本已十分狭窄的呼吸道，造成婴儿猝死。宝宝的睡姿顺其自然最好，但是仰卧时，要注意宝宝不要误吸；俯卧时要将床上的一切物品清理干净，特别是不能有松软的物品出现，以免堵塞口鼻；侧卧时需要经常左右换方向，以免睡成偏头。

护理得当，
宝宝皮肤不过敏不皲裂

宝宝皮肤过敏或皲裂的主要根源不是洗护用品档次不高，而是护理不当造成的。

新生宝宝皮脂分泌不稳定、易过敏

一些还未满月的宝宝皮肤会出现发红、过敏等症状，很多医生就会诊断为婴幼儿湿疹，开一些激素类药。其实，宝宝从母体娩出到外界有个适应的过程，皮肤也一样。但不少家长往往过分紧张，情急之下不是到医院咨询，而是到处打听特效药，胡乱治疗，越治越严重。

婴幼儿的皮肤比较细嫩，皮脂薄，水分易流失，特别是新生宝宝皮脂分泌不稳定。因此在护理宝宝皮肤时要格外注意。

宝宝皮肤护理要点

● 洗澡护理

给宝宝清洗身体时水温要控制在 38℃左右，大人的手试着有点温而不热即可。水若太热会破坏宝宝皮肤表层的油脂，让其皮肤水分流失得更快。除了使用少量沐浴用品外，其他护肤品尽量别用。而且沐浴用品的量要严格按照说明书，宜少不宜多，不能直接涂在宝宝身上或小毛巾上，而是要直接滴入清水中，稀释了再用。清洗时一般选用纱布

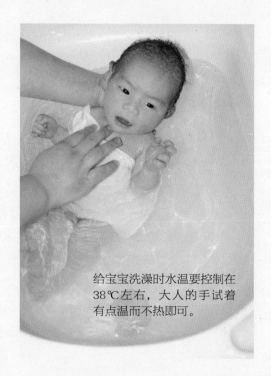

给宝宝洗澡时水温要控制在 38℃左右，大人的手试着有点温而不热即可。

或柔软的小毛巾，动作要轻柔，以免擦伤宝宝皮肤。

● 穿衣护理

宝宝皮肤出现问题与所穿衣物也有很大关系。有的父母会给宝宝穿其他孩子穿过的旧衣物，认为穿过的衣服柔软，对宝宝皮肤更好。但是放久了的衣服会有螨虫，棉质会变得粗糙。无论是新衣服还是旧衣服，在给宝宝穿着前一定要清洗晾晒，并且要检查一下质地。

● 头皮的护理

有些宝宝头皮油脂分泌过多，和灰尘结合在一起就形成了痂，可以适当用点麻油或婴幼儿洗发水进行清洗。千万

不要怕麻烦，不要在宝宝身上留下任何卫生死角，因为宝宝身上无论哪里不干净对健康都是威胁。

● 嘴和下巴的护理

宝宝吃完奶或溢奶时要用湿布及时擦嘴，千万不要漏了容易沾到奶的下巴和脖子。由于这几个部位一天要擦好几次，因此下手要轻要慢，否则很容易擦红皮肤。

● 小屁屁的护理

如果天气很热，要少用纸尿裤。如果必须用，就得勤换，让宝宝的小屁屁保持透气。宝宝排便后先用湿纸巾擦干净，再用清水清洗干净。

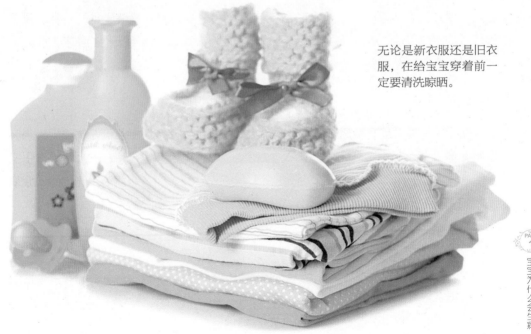

无论是新衣服还是旧衣服，在给宝宝穿着前一定要清洗晾晒。

科学用眼，
宝宝不斜视

在日常生活中我们经常会看到一些长得漂亮可爱的孩子，因眼睛斜视而给人一种奇怪的感觉。斜视不但会影响外表，随着年龄的增长还会给孩子造成心理压力，并且还会转变为弱视。不过爸爸妈妈也不要过分担心，因为孩子斜视大多数是可以避免的，最重要的是及早预防。

斜视是如何造成的

人的眼球壁有6条肌肉，这些肌肉受神经支配，肌肉与神经联合，协调眼球的动作，可以使眼球向不同方向转动。如果神经或肌肉发生异常，就会破坏两眼正常位置的平衡，出现斜视。

斜视分为外斜与内斜（斗鸡眼），宝宝多数是内斜，有些是先天性的，有些是后天形成的。先天性的难以预防，只有到了一定年龄才可矫治。后天性的斜视与婴儿期的护理不当有很大关联，这一点应引起爸爸妈妈们注意。

● 内斜

父母总是对宝宝非常宠爱，经常把宝宝抱在胸前，与宝宝相互近距离凝视；当宝宝躺在床上时，父母会在宝宝胸前放些玩具任其玩耍，或用鲜艳的东西不断逗引宝宝。这样宝宝的眼睛与物体经常处于近距离状态，时间一久，眼肌的集光功能便会变强，就易产生间歇性内斜。

● 外斜

由于宝宝长期躺在床上，床多数靠着墙边，父母大多在同一个方向喂养宝宝或与宝宝说话，这样宝宝便会习惯性地注视一个方向，时间久了就会造成神经肌肉疲劳、眼肌外展功能失衡和发育异常，最终形成外斜视。

斜视的防治

　　预防宝宝斜视，最重要的是消除引起斜视的条件，尽量使宝宝不要注视近距离与同一方向的物品。如果发现宝宝 4 个月时就已斜视，可以用下面的方法调节。如果是内斜，父母可以在较远的地方与宝宝说话，或在稍远的正视范围内挂些色彩鲜艳的玩具，并让宝宝多看些会动的东西；如果是外斜，可经常转换父母与宝宝之间的视角，让宝宝调换睡觉方向，并采取和调节内斜相反的方法，也可让宝宝先注视一个物体，再将此物体由远而近直至鼻尖，反复练习，有助于增强双眼的聚合能力。

　　当然，造成宝宝斜视的原因有时并不是单一的，如果经过 2~3 个月的调节仍然无效，就应该去医院及时治疗，严重的还需要手术治疗。

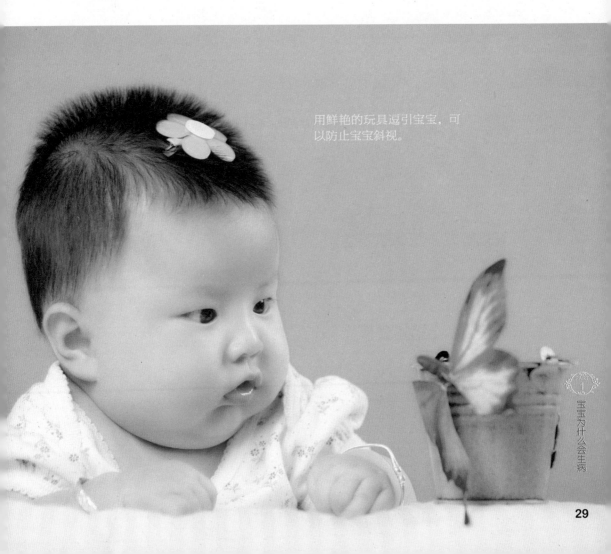

用鲜艳的玩具逗引宝宝，可以防止宝宝斜视。

宝宝洗澡
注意事项

给宝宝洗澡时，父母经常考虑的问题是怎样能洗干净，怎样保证宝宝不着凉。事实上，给宝宝洗澡还要注意以下5点。

● 喂奶后不要马上洗澡

喂奶后马上洗澡，会使较多的血液流向被热水刺激后扩张的表皮血管，而腹腔血液供应相对减少，这样会影响宝宝的消化功能。

另外，喂奶后宝宝的胃呈扩张状态，马上洗澡容易引起呕吐。正确的做法是在宝宝喂奶后1~2小时再洗澡。

● 频繁呕吐、腹泻暂不洗澡

洗澡时会反复挪动宝宝，这样会加剧呕吐，还会造成误吸呕吐物。

● 打预防针后暂不洗澡

宝宝打过预防针后皮肤上会暂时留下肉眼看不见的针孔，这时洗澡容易使针孔处受到感染。

● 皮肤破损时不宜洗澡

宝宝皮肤有脓疱疮、疖肿、烫伤、外伤等皮肤破损处，不宜洗澡。皮肤破损的局部会有创面，洗澡会使创面扩大或受到感染。

● 低体重儿慎重洗澡

低体重儿通常指出生时体重小于2500克的宝宝。这类宝宝大多为早产儿，由于发育不成熟，生存能力低下，皮下脂肪薄，体温调节功能差，很容易受环境温度的变化出现体温波动。所以，对这类特殊的宝宝要慎重洗澡。

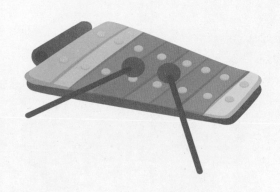

谨防宝宝
腹泻越治越重

腹泻越治越重？听起来不可思议，但时有发生。新生儿腹泻越治越重，许多情况下不是宝宝的病严重，而是新手爸妈对新生儿护理不当造成的。

具体有以下4个原因。

● 滥用药物

腹泻病因不清，自行使用止泻药，尤其是使用抗生素。新生儿肠道内生态平衡尚未建立，正常菌群数目少，使用抗生素后，使生态平衡进一步受到干扰，加重腹泻。

● 药物服用方法不正确

如微生态制剂不能与抗生素同时服用，必须间隔两小时以上。许多爸爸妈妈不知道这个道理，就给宝宝一同服用，结果治疗效果不佳。

● 不注意饮食

宝宝腹泻时，有的妈妈不敢给宝宝喂奶，减少了喂奶量次。宝宝腹泻头一两天可以适当拉长喂奶间隔，但不能长时间减少喂奶量次。腹泻已经使宝宝丢失了营养和水电解质，消化功能降低，食欲降低，营养吸收也差。如果再控制奶量，宝宝就会出现营养不良、水电解质紊乱、肠蠕动加快等情况，会使腹泻越来越重。

● 乳糖不耐受错治疗

人工喂养的宝宝特别容易出现乳糖不耐受，常引起小儿消化功能紊乱，引起腹泻。如果按一般的肠炎治疗，不但没有效果，还会越治越重。对此，父母应该更换专用奶粉——医泻奶粉，又叫水解蛋白配方奶粉。由此可见，婴儿腹泻，除了治疗，更重要的还是养护得当。

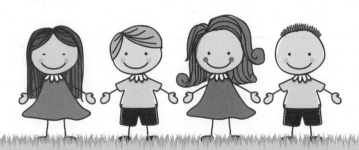

不要让问题玩具毁了宝宝的健康

玩具本来是宝宝最亲密的朋友和伙伴，然而玩具市场上出现的问题玩具却让很多家长忧心忡忡。色情、暴力以及质量低劣的玩具纷纷将魔爪伸向宝宝，严重危害宝宝的身心健康。

如果宝宝有多动、消化功能紊乱、经常哭闹等症状，可能有一部分原因是问题玩具造成的。如果发现宝宝有这些症状，就要把玩具也列为致病根源。

玩具给宝宝造成的伤害

● 化学性伤害

玩具表面的油漆或颜料不合格，会引起宝宝皮肤或呼吸道过敏，如果含苯或含铅超标，就有可能对宝宝的生长发育造成不利影响。

许多父母都会给宝宝买各种色彩鲜艳的玩具，但是往往这些色彩鲜艳的玩具会增加宝宝的血铅含量，因为这些玩具表面有颜料、油漆，宝宝在玩耍时总喜欢啃咬、吮吸玩具表面，铅就这样进入宝宝体内；有的宝宝喜欢抱着玩具睡觉，玩玩具后不洗手就拿东西吃，也容易造成铅中毒。

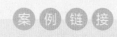
案 例 链 接

小敏是一个活泼可爱的小女孩，今年 3 岁了，平时亲朋好友老是给她买各式各样漂亮的玩具。最近小敏老是嚷嚷着肚子疼，并且注意力也不集中，妈妈非常担心，便带着小敏到医院检查。检查结果显示，小敏的血铅含量超标，这可把妈妈吓坏了。医生说，小敏属于轻度铅中毒，如果继续发展便会转变为中度或重度铅中毒，将危害到小敏的身体健康与智力发育。罪魁祸首就是那些漂亮的玩具。

● 生物性危害

据有关检测数据显示，一件消毒后的玩具在玩过一天后，上面的各类细菌和污染物达200～2000个；玩过10天后，塑料玩具上面的细菌数量可达3000个，而皮毛、绒布类玩具上的细菌数量是塑料玩具的3倍以上，而且其中很多是致病菌。皮毛、绒布类玩具是螨虫天然的栖身地，如果宝宝与藏有螨虫的玩具密切接触，就可能导致过敏性皮炎、过敏性鼻炎或哮喘等疾病。

因此，家长一定要定期对宝宝的玩具进行消毒处理，对于各种塑料制品玩具可用浓度比例为1：200的84消毒液浸泡洗刷30分钟；对布类、长毛类玩具可以套一个尼龙"外衣"，减轻被污染的程度，必要时可以进行清洗，放在日光下暴晒消毒。

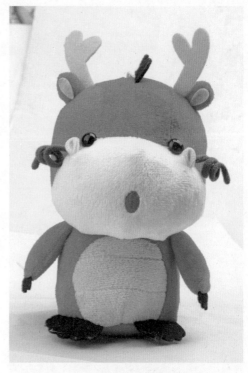

皮毛、绒布类玩具是螨虫天然的栖身地。

● 物理性危害

一些质量不合格的玩具，有的容易折断，尖角容易刺伤宝宝；有的表面不光滑，容易擦伤宝宝；有些玩具枪更容易射伤宝宝。

● 精神危害

一些带有恐怖、暴力倾向的玩具会对宝宝造成心理、生理上的损害，会使宝宝产生不安情绪等。

综上可见，不合格玩具对宝宝的危害是多方面的，应当引起高度重视。

宝宝四季护理少生病

春季

春季是万物复苏的季节，当然也是病菌开始活跃的时候，宝宝在这个季节很容易感染一些传染病，出现一些过敏症状，妈妈们要格外当心宝宝的饮食、穿衣以及户外活动，避免宝宝出现不适。

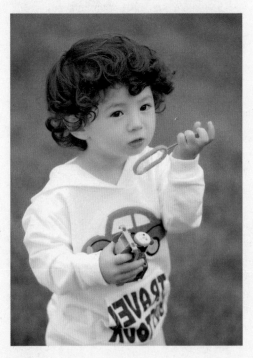

春季应多带宝宝出去呼吸新鲜空气，享受温暖的阳光，吸收大自然的精华。

● 饮食

可以适当增加防春困的食物，缓解宝宝精神不振的状况，如胡萝卜、南瓜、番茄等红黄色蔬菜，还有青椒、芹菜等深绿色蔬菜。另外，某些水果容易导致宝宝过敏，妈妈在喂宝宝的时候，需要谨慎，如杧果、菠萝等。

● 春捂

春季气温忽冷忽热，因此爸爸妈妈们不要急着给宝宝减衣服，要等温度稳定时再适当减。春季细菌和病毒的复制和传播较猖狂，而宝宝的抵抗力还很弱，易受感染，居室要每天通风至少半个小时，保持空气清新。

● 呼吸新鲜空气

春季应多带宝宝出去呼吸新鲜空气，享受温暖的阳光，吸收大自然的精华，同时多让宝宝"运动"——视觉的、听觉的、触觉的，但是避免去人群集中或灰尘较大的地方。外出时可以给宝宝戴个口罩，避免在风沙较大时带宝宝外出。

夏季

● 饮食

宝宝夏季的饮食要以清热去燥为主，如绿豆、百合等。由于夏季宝宝活动量较大，出汗较多，要适量增加宝宝进食量，并补充水分和无机盐。另外，夏季宝宝容易患细菌性肠炎，要注意宝宝的饮食卫生。妈妈最好不要在夏季给宝宝断奶，因为高温会导致宝宝体内消化酶的活性降低，增加宝宝患消化道疾病的机会。

● 皮肤护理

夏季宝宝的皮肤护理是很重要的一个方面，如宝宝常出现的蚊虫叮咬、痱子、晒伤、湿疹等。因此，妈妈要为宝宝准备一些夏季的"装备"，减少宝宝皮肤的损伤。这些"装备"有：蚊帐、爽身粉、鞣酸软膏、风油精等，以对抗宝宝出现的皮肤问题。

● 保暖

还有一个问题即"小儿无夏天"，虽然夏季热，但宝宝也要防寒，晚上睡觉要适当盖一些合适的薄被，不要让宝宝裸睡。

🔖Tips

如何让空调病远离宝宝

1. 缩小室内外温差。一般情况下，在气温较高时，可将温差调到 6~7℃；气温不太高时，可将温差调至 3~5℃。

2. 注意通风。每 4~6 小时关闭空调，打开门窗，让空气流通 10~20 分钟。

3. 添加衣物。在空调房里，适当增加衣物或用毛巾被盖住腹部和膝关节这两个最容易受冷刺激的地方。

4. 定时活动。长期在空调房中，最好定时活动一下。

5. 每日洗温水澡，揉搓全身；不要待在空调车内睡觉，因车内空间狭小，容易出现缺氧现象，而造成窒息。

PART 1

宝宝为什么会生病

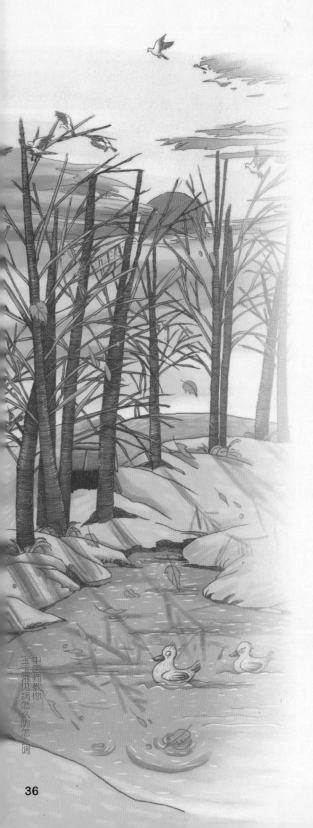

秋季

● 注意饮食

秋季宝宝的饮食要以富含优质蛋白的食物为佳，豆制品、海产品等可以适量增加，其他类的食物也不能缺少，以促进宝宝健康生长。

● 谨防腹泻

秋季腹泻病较多，妈妈应该注意宝宝的饮食卫生，防止宝宝出现腹泻。一旦宝宝腹泻，要及时看医生，防止宝宝出现脱水。另外，妈妈们最好学习口服补液盐的配制方法，宝宝可以少打针哦！

● 合理"秋冻"

秋天天气虽然转凉，但不要着急给宝宝加衣服，过早给宝宝穿很多的衣服、晚上盖很厚的被子，会使得宝宝在冬季容易出现呼吸道感染。"春捂秋冻"也是适合宝宝的，但重在科学与合理。

● 户外活动

每天应该花 2 小时以上的时间，带宝宝外出活动，这有利于增强婴儿的耐寒能力，增强呼吸道抵抗力，使宝宝健康地度过即将到来的寒冬。

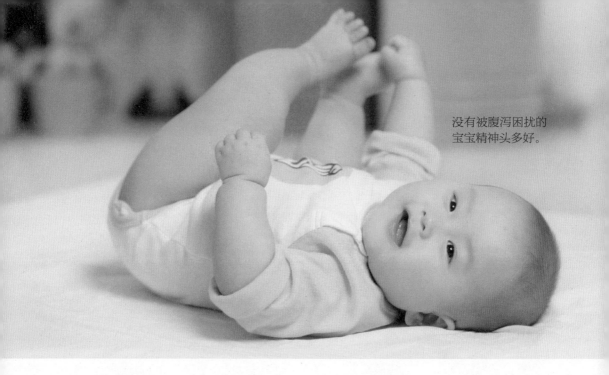

没有被腹泻困扰的
宝宝精神头多好。

● 如何应对宝宝秋季腹泻

秋季腹泻是 9~18 个月婴幼儿的常见疾病，多发生在每年的秋季，是感染轮状病毒引起的肠炎。

秋季腹泻是一种自限性腹泻，即使用药也不能显著缓解症状。呕吐一般 1 天左右就会停止，有些会延续到第 2 天，而腹泻却迟迟不止，即便热降下来了，也还会持续三四天排泄像水一样的呈白色或柠檬色的大便，时间稍长，大便的水分被尿布吸收后，就变成了质地较均匀的有形便，而并不只是黏液。一般需要 1 周或者 10 天左右，宝宝才能恢复健康。

主要症状

秋季腹泻起病急，多是先出现呕吐的症状，不管吃什么，哪怕是喝水，都会很快吐出来。紧接着就是腹泻，大便像水一样或者是蛋花样，每天五六次，严重的也有十几次的。腹泻的同时还伴随低热，体温一般在 37~38℃。宝宝会因为肚子痛，一直哭闹，并且精神萎靡。

应对措施

秋季腹泻要提防宝宝脱水，所以可以去药店买点调节电解质平衡的口服补液盐，宝宝一旦开始吐泻，就用勺一口一口不停地喂他。如果吐得很严重，持续腹泻，宝宝舌头干燥，皮肤抓一下呈皱褶，且不能马上恢复原来状态，这就说明开始脱水了，此时，必须去医院输液治疗。

在喂养方面，起初除了喂奶，还可以喂些米汤之类的流食，待呕吐停止后，宝宝如果有食欲可以添加易消化的辅食。不能因为宝宝腹泻就只给宝宝喂奶，这样不利于大便成形。

PART 1

宝宝为什么会生病

冬季

冬季是个适合进补的季节，尤其是一些体质虚弱的宝宝。但是食物的选择以及进补的方法都要合理，以免"适得其反"。冬季宝宝宜吃一些滋阴潜阳、热量较高的具有温补作用的食物，如羊肉、土鸡、鱼等，新鲜的蔬果、五谷杂粮及豆类、蛋奶、木耳、蘑菇等也应多吃。另外，冬季还要注意给宝宝补钙。

生活在北方的宝宝，要注意防寒保暖。由于冬季室内外温差很大，宝宝的呼吸道很容易受刺激，因此，在每天室外温度最高、阳光最足的时候，抱着宝宝出去溜一圈，对宝宝健康是有益的。室内温度以18～22℃为宜，相对湿度以40%～50%最好。

● 宝宝三分寒更健康

冬季还要给宝宝穿合适的衣服，"薄而多"好于"厚而少"——较薄的衣服

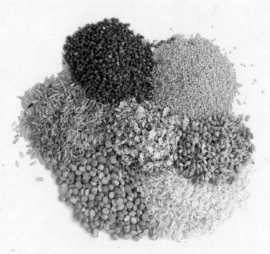

多穿几件，衣服之间可以形成隔冷层，有保暖作用，比穿很厚的一件衣服要好。可是很多家长怕孩子冻着，给孩子裹得严严实实的。中国有句老话，"要想小儿安，三分饥与寒"。如何把握好这"三分寒"呢？冬天给孩子穿衣服应掌握以下五原则。

1. 背暖

保持背部的"适当温暖"，可以预防疾病、减少感冒。"适当温暖"就是不可过暖，否则背部出汗多，汗水变凉后容易因背部湿凉而患病。

2. 肚暖

肚子是脾胃之所，保持肚暖即是保护脾胃。孩子常脾胃不和，当冷空气直接刺激腹部，孩子就会肚子疼，从而损伤脾胃，影响消化吸收。因此，天冷时给孩子24小时戴上肚兜，是保持温暖的好方法。

3. 足暖

脚部是阴阳经络交会之处，皮肤神经末梢丰富，是对外界最为敏感的地方。孩子的双脚保持温暖，才能保证身体适应外界气候的变化。

4. 头凉

随着季节、气候的变化，宝宝的枕芯也应更换。中医讲究"头要凉，脚要暖"，宝宝入睡后，如果头部温度过高，会烦躁不安，不易入睡。因为宝宝由体表散发热量，其中1/3由头部散发，头热容易导致心烦头晕，甚至昏迷。中医学认为，头部最容易"上火"，宝宝患病更是头先热。如果宝宝保持头凉、足暖，则必定气血循环顺畅。

5. 胸口凉

穿着过于厚重臃肿，会压迫胸部，影响正常呼吸与心脏功能。同时，还容易造成内热。肺就像两片叶子，它正常伸展开，才能发挥吐故纳新的功能。因

Tips

为什么宝宝易患呼吸道疾病？

宝宝生理功能尚未健全，体温调节不稳定，对外界适应能力较差。宝宝的汗腺分泌十分旺盛，如果穿得过暖，会使毛孔经常处于"开放状态"，易受风寒侵袭，很容易发生呼吸道感染，引起诸如发热、咳嗽、哮喘等肺部炎症。70%以上的小儿疾病都集中于呼吸道与消化道这两大系统。

Tips

怎样判断新生儿的穿着是否合适？

触摸婴儿颌下颈部，感觉较暖，就说明给宝宝穿戴和覆盖已够；触摸婴儿的手脚，感觉较暖，表示穿戴和覆盖合适。由于婴儿心脏收缩的力量相对成人较弱，正常情况下血液到达手指和脚趾相对较少，就会稍凉。如果过于暖热，反而说明给宝宝穿戴或覆盖过度。最简单的原则就是与父母穿得一般多，甚至稍少一些。

此，衣服的心胸部位不要过于厚重，否则会有压迫感。

总的来说，在寒冷的冬天给宝宝保暖是很有必要的，只不过一定要注意以上几个原则。

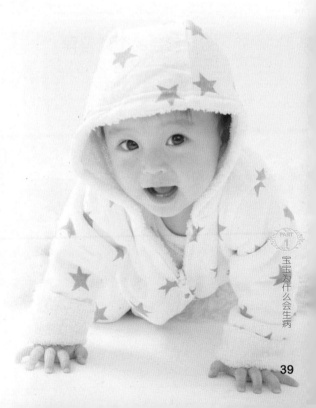

用眼就能看出
宝宝的健康情况

在宝宝的成长过程中，爸妈总是不了解宝宝的身体健康情况，总是有这样或那样的担心。其实爸爸妈妈只要掌握了一定的技巧，就能第一时间看出宝宝的身体是否健康。

看脸色

● 察"颜"观色

中医在诊断疾病时很讲究望诊，"望"就是观察病人的健康状态，其中脸色是重要的观察内容。一般来说，健康的宝宝大多都是面色红润、富有光泽。一旦宝宝的脸色发生变化，失去原有的红润和光泽，就要留意宝宝的健康是否出现了问题。

● 宝宝脸色的个体差异

许多爸爸妈妈看到自己宝宝脸色并不是红润润的，就担心是否营养不良或患了某些疾病。其实皮肤的颜色有很大的遗传性，皮肤内层黑色素细胞的多少决定了肤色的

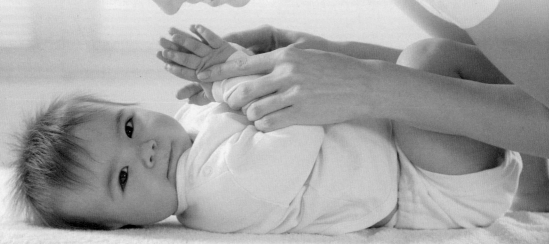

深浅。另外皮肤内血液的多少也决定肤色的红润度，血流量多者肤色发红，反之则发白。所以每个人的体质不同，表现出来的肤色也有差异。

● 宝宝脸色异常与可能患的疾病

脸色	伴随症状	对应疾病
面色发红	发热、咳嗽伴有流涕	感冒
	发热、有发疹现象	风疹
	烦躁不安、口唇干燥	发热
面色发黄	精神不佳、眼白呈黄色	新生儿黄疸
	经常腹泻	营养不良性贫血
面色青紫	情绪不佳、精神状态不好	缺铁性贫血
	伴有呕吐、腹泻	食物中毒

Tips

什么情况下需要就诊？

1. 必须就诊

（1）早产儿：脸色与平时脸色不一样。

（2）换乳期宝宝：唇、下眼睑内侧偏白。

2. 马上就诊

（1）早产儿：面色青紫、发绀、晕厥。

（2）换乳期宝宝：便血、呕吐、面色青紫。

3. 紧急救治

（1）早产儿：脸色突然变青、变白，并有剧烈呕吐症状。

（2）换乳期宝宝：呼吸急促、脸色涨红、憋气。

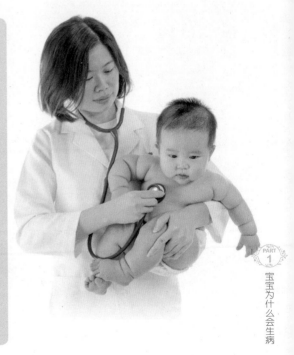

看身高与体重

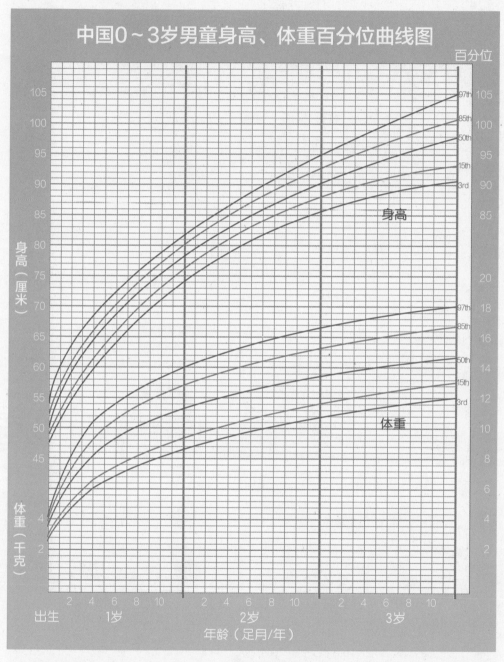

中国0～3岁男童身高、体重百分位曲线图

第42页和第43页为0～3岁男女宝宝的身高与体重发育曲线图。以男孩身高为例，该曲线图中对生长发育的评价采用的是百分位法。百分位法是将100个人的身高按从小到大的顺序排列，图中3rd、15th、50th、85th、97th分别表示的是第3百分位、第15百分位、第50百分

中医师教你
宝宝常见病怎么防怎么调

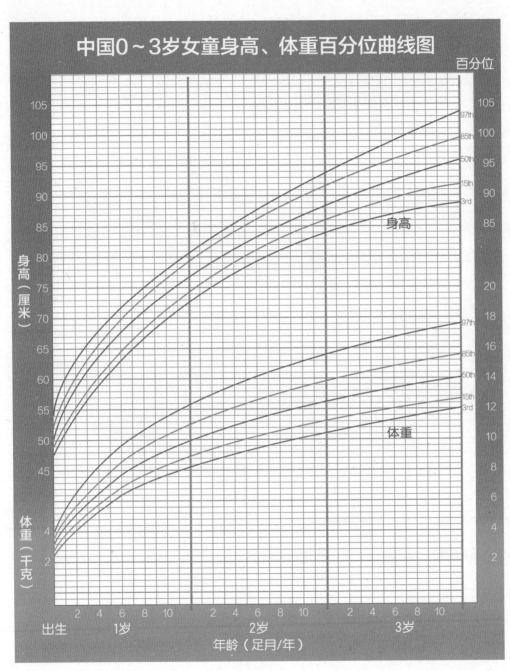

中国0～3岁女童身高、体重百分位曲线图

身高（厘米）

体重（千克）

年龄（足月/年）

出生　1岁　2岁　3岁

百分位

身高

体重

位（中位数）、第85百分位、第97百分位。排位在85th～97th的为上等，50th～85th的为中上等，15th～50th的为中等，3th～15th的为中下等，3rd以下为下等，属矮小。

看食欲

● 添加辅食后宝宝食欲减退，妈妈莫紧张

刚开始添加辅食时，宝宝可能胃口很好，但过一段时间食欲会突然减退，甚至连母乳或配方奶粉也不想吃。出现这种情况的原因是多方面的，具体如下。

陆续出牙引起的不适。

宝宝体重增加的速度比前半年慢，食物需要量相对少一些。

宝宝对食物越来越挑剔。

宝宝开始有主见，所以会拒绝。

对于这种情况，只要排除了疾病和偏食因素，就应该尊重宝宝的意见。食欲减退和厌食对这一时期的宝宝来说只是暂时现象，不足为奇。妈妈过于紧张或强迫宝宝进食，反而会引起宝宝的反感情绪，使食欲减退的现象持续时间更长。

● 宝宝食欲缺乏为健康亮起红灯

每个宝宝的体质不同，所以在饮食量上也存在差异，因此无法根据一定的饮食量来判断健康状况。日常生活中的某些因素有时也会影响宝宝的食欲，如天气炎热、活动过多、吃零食过多等，此时只要宝宝体重正常增加、精神状况良好，爸爸妈妈就无须担心。但是如果宝宝食欲突然下降、体重减轻、精神状况不佳，这可能是某些疾病的信号，应及时就医，查明病因。

● 宝宝食欲缺乏与可能患的疾病

伴随症状	对应疾病
多汗、颅骨软化	佝偻病
精神萎靡、低热	结核菌感染
腹痛、便血	寄生虫病、胃肠道溃疡
精神状态不佳、疲倦	肾炎

看排尿

宝宝正常尿液的特点

1. 清亮度

宝宝的正常尿液很清，几乎是无色的。有时刚尿时很清，最后变浑，不过这大多为正常现象。

2. 气味

宝宝的新鲜尿液无气味，但是放置时间长了，尿中的尿素就会分解出氨，发出氨气味。

3. 颜色

正常情况下，宝宝的尿色大多呈现出无色、透明或浅黄色，且存放片刻后底层稍有沉淀。但尿色的深浅与饮水的多少及出汗多少有关。

4. 尿量

刚出生的宝宝由于进食量少，每天尿量较少，为30毫升左右；3~4天尿量为30~300毫升；10天~2个月尿量为400~500毫升；1~3岁尿量为500~600毫升。

5. 次数

新生宝宝每日尿4~5次；6个月内的宝宝每日尿20~25次；6个月~1岁的宝宝每日排尿次数减少为15~16次；2~3岁每日平均排尿次数为10次。

宝宝尿液状况与可能患的疾病

排尿次数	伴随症状	对应疾病
明显减少	水肿、血压升高	肾病
	腹泻、发热、口渴、嘴唇干	脱水
明显增多	体重减轻	小儿糖尿病
	尿急、尿痛	尿路感染

排尿颜色	伴随症状	对应疾病
乳白色	发热、尿痛	肾盂肾炎
深黄	皮肤、巩膜发黄	黄疸性肝炎
鲜红色或肉红色	呈现血尿	肾炎、尿路结石

Tips

什么情况下需要就诊？

1. 在家观察：尿量少，且排尿次数多，排尿时伴有痛感。

2. 必须就诊：排尿次数急剧增加，尿液颜色异常，排尿时哭泣。

3. 马上就诊：有发热症状，精神状态不佳，喝水多，排尿多。

看便便

宝宝大便的次数和质地常常反映其消化功能的情况。母乳喂养的宝宝大便呈金黄色，有酸味；人工喂养的宝宝大便呈淡黄色，较臭；混合喂养的宝宝大便与人工喂养的相似，但比较黄、软。一旦大便的质地、色样和次数有异样，妈妈们就要提高警惕了。

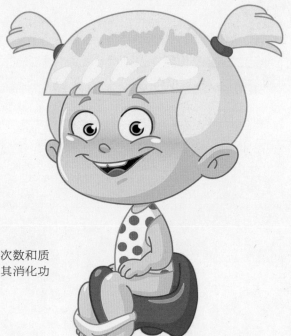

宝宝大便的次数和质地常常反映其消化功能的情况。

● 宝宝便便的红黄色信号

当宝宝的便便出现黄色信号时，是肠道在提醒爸爸妈妈，要注意宝宝的饮食搭配了；出现红色信号时，就是肠道在报警了，快带宝宝去医院吧！

奇臭难闻的便便

含蛋白质的食物摄入过多，降低了胃液酸度，导致消化吸收不充分。

泡沫样便便

宝宝吃的淀粉或糖类食物过多，肠道中的食物过度发酵。

绿色便便

若便便呈绿色，粪便量少，黏液多，说明宝宝饿了。

蛋花汤样便便

宝宝可能患病毒性肠炎或致病性大肠杆菌性肠炎。

黄色信号

红色信号

鲜红色便便

宝宝可能得了细菌性痢疾、空肠弯曲菌肠炎、急性出血性坏死性肠炎、肛门或肛管疾病，或宝宝吃了番茄或西瓜等红色食物。

豆腐渣样便便

小心，这可能是真菌引起的肠炎。

水样便便

一旦宝宝的便便是"喷"出来的，肯定是腹泻了，多见于食物中毒和急性肠炎。

看屁屁

听到宝宝连续不断的放屁声，有的妈妈会担心地找医生，而有的妈妈则会高兴地说："下气通是好事！"那么，宝宝放屁到底好不好？别急，实际上，具体问题要具体分析。

● 崩出便便来的屁

6 个月以前的小宝宝常排稀便，有时放屁会带出一点便来，对此妈妈们不用过多担心，到便便成形后，这种现象会逐渐消失。

● 臭屁

如果宝宝吃母乳，而妈妈又吃大量的花生、豆类或者产气的蔬菜，如萝卜和洋葱等，会导致宝宝放屁多。不过，人工喂养的宝宝如果选用了不合格或超出年龄段的奶粉，也会引发消化不良、肠道内堆积未消化的食物，发酵气体就会增多，而且味臭。此外，添加辅食后，宝宝如果吃过多的淀粉类主食或过多肉类，放的屁也会很臭。

● 无味的正常屁

多数 6 个月内的宝宝放屁间隔的时间都比较短。有时候还会放"连珠炮"，这其实很正常。在肠道菌群建立的过程中，肠道内会因为分解食物而产生气体，这种产气的细菌比较多时，宝宝的屁就会增多。这时候宝宝如果没有异常表现，有时候还会显得非常开心，就算屁屁比较多，妈妈也不用担心。

● 一放屁就哭

有的宝宝在放屁的时候总爱哭，身子扭动，表现出很不舒服的样子，而且

放出来的屁有一股酸臭味儿。这可能是喂奶过多、过稠或选用不合适的奶粉造成的，应加喂温水，并严格选用适龄奶粉和品牌可靠的奶粉。刚开始吃饭的宝宝应减少淀粉类食物，多吃蔬菜、水果，增加饮水量。妈妈给宝宝轻轻按摩腹部也有帮助。

● 无屁

有时，宝宝会几天不放屁，其实也是有隐患的。如果不放屁也不拉便便，并尖声哭闹，往往提示宝宝患有肠梗阻，应尽早治疗。

Tips

屁屁注意小常识

如果臭屁伴随宝宝的腹泻和哭闹，很可能是腹部受凉，或是吃了不洁的食物，应及时就医。

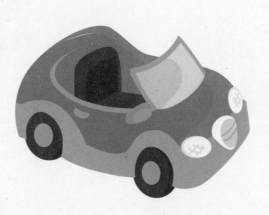

看睡姿

宝宝的身体特别敏感，爸爸妈妈从宝宝的睡姿就可看出宝宝是否健康。

睡姿 1 撩衣蹬被口干

如果你发现你家宝宝最近在入睡后会经常踢被子，你可别以为他连睡觉都不乖，还要折腾妈妈，因为他可能是阴虚肺热。

当宝宝睡觉时撩衣蹬被，并伴有两颧及口唇发红、口渴喜饮，或手足心发热等症状，中医认为是阴虚肺热所致。

睡姿 2 小脸朝下

当你发现小宝宝最近很爱把他的小脸蛋埋在小枕头里面，别以为他睡觉也在害羞，看看他们还有没有以下的这些表现：入睡后面朝下，屁股高抬，并伴有口舌溃疡、烦躁、惊恐不安等表现，中医认为是"心经热则伏卧"。这常常是小儿患各种急性热病后，余热未净所致。

睡姿 3 翻来覆去

也许你家的"小魔王"整天调皮捣蛋的，不过一旦进入梦乡他还在翻来覆去，不好好睡觉，那么就可能是胃有宿食。

如果宝宝反复折腾，常伴有口臭气促、腹部胀满、口干、口唇发红、舌苔黄厚、大便干燥等症状，中医认为，这是胃有宿食的缘故，治疗原则应以消食导滞为主。

睡姿 4 哭闹摇头抓耳

你以为宝宝睡觉时哭闹是在跟你撒娇或是抗议他不想睡觉吗？不一定哦。当宝宝睡觉哭闹、摇头、抓耳，有时还伴有发热，可能是患有外耳道炎、湿疹，或是患了中耳炎。

睡姿 5 四肢抖动

宝宝入睡后，四肢抖动，出现"一惊一乍"的情况，多数情况是白天过于疲劳或精神受了过强的刺激（如惊吓）所引起。如果抱着睡，抖动就会减轻。

定期体检，为宝宝健康把好关

Q 为什么要给宝宝定期体检？

A 宝宝在婴儿时期的体格发育在一生中是最为迅速且变化最大的。宝宝的生长是否正常、身体是否有异常情况，都需要定期进行体格检查后做出评定，以便医生和父母根据体检结果对宝宝可能存在的异常情况进行早期干预。因此家长应该认识到宝宝体检的重要性。

Q 宝宝体检前需要做哪些准备？

A ### 1. 带上宝宝的相关记录册
带上宝宝的历次体检记录、疫苗接种记录、疾病就诊记录等，如有异常情况要很详细地记录下宝宝异常情况发生的时间、部位、变化等，还应记录宝宝抬头、笑出声、会坐、会站、发出单字的时间。

2. 备齐宝宝的外出物品
准备一些玩具、食物、水和尿布等物品。等候体检时，宝宝可能会因烦躁而哭闹；看到许多陌生人时，宝宝也会哭闹不休。这时，玩具、小零食都可派上用场，用来分散宝宝的注意力。宝宝在外时间太长，需要喝水。体检时用尿不湿不便于医生检查，所以最好多带几块尿布。

3. 给宝宝穿方便穿脱的衣服和鞋子
由于体检项目较多，有时需要宝宝脱下外衣和鞋子来进行检查，这样穿穿脱脱很容易弄烦宝宝，使其烦躁哭闹。妈妈可以给宝宝选择一件长大衣和方便穿脱的鞋子。

4. 体检也讲究"天时、地利、人和"
带宝宝去体检应事先给医院打个电话，尽量避免高峰时段去医院；选择去体检的医院应遵循就近原则；选择宝宝心情好、不哭闹时体检。所以，妈妈们带宝宝去体检时做到"天时、地利、人和"是最为恰当的。

A 医生会为宝宝做哪些体检,怎样进行呢? 爸爸妈妈只有了解了这些,才能更好地配合医生顺利地将体检工作完成,并使宝宝愉快地接受体检,不至于造成心理阴影。

1. **问诊:** 医生会向父母询问一些宝宝的基本情况,如宝宝断奶的时间、长牙的时间、饮食情况、第一次说话的时间等。

2. **身高、体重、头围、胸围:** 医生会为宝宝测量身高、体重、头围、胸围。

3. **头部:** 医生会用手轻轻触摸宝宝的头部,用以判断宝宝头部的前后囟门闭合情况。

4. **脖子:** 医生会用手上下触摸宝宝的脖子,检查是否有淋巴结肿大等情况。

5. **耳朵:** 医生会采用一定的方法,检查宝宝寻找声源的能力,检查耳膜及外耳道,看耳朵内部是否有感染的症状。

6. **眼睛:** 医生首先会看宝宝的眼睛是否有斜视的情形,接着观察瞳孔的部分,再看眼睛有无因过敏、感染所引起的异常分泌物。

7. **牙齿:** 医生会检查宝宝出牙情况,借以判断宝宝体内的微量元素是否缺乏,看宝宝是否有龋齿,以及牙齿的排列与咬合是否正常。

8. **胸腹部听诊:** 医生会用听诊器检查宝宝的胸部、腹部,特别是心肺处有无杂音及心跳频率是否正常。

9. **胸腹部触诊:** 医生会用触诊的方式,检查宝宝的胸、腹部,看宝宝是否有腹水、肝脏或脾脏异常肿大的情形。

10. **生殖器:** 通过触诊检查宝宝是否有疝气,检查男宝宝的睾丸是否降入阴囊,包皮是否过长;女宝宝的外生殖器是否有炎症。

11. **动作:** 医生会观察宝宝的大动作,如抬头、翻身、坐、爬、站、走和跳等,来评价宝宝的发育情况。医生还会检查宝宝的精细动作发展情况,如让宝宝抓握东西、拿笔涂鸦等。

12. **语言:** 医生会采用一定的方式与宝宝进行交流,借以判断宝宝对语言的理解和应对能力。

13. **心理:** 医生会在与宝宝的交流过程中,观察宝宝的神情和表现,借以判断宝宝的性格、情感和能力。

体格锻炼
让宝宝少生病

户外活动

宝宝出生后应到人少、空气新鲜的地方尽早进行户外活动。

一年四季均可进行户外活动，夏季每日1~2次，冬季隔日1次。开始活动的时间每次为2~3分钟，逐渐延长至1~2小时。

天冷时，活动前先抚摩宝宝的面部和双手，使皮肤有个缓冲的适应过程。活动时，做到动静交替，活动量由小增大，循序渐进；为增加宝宝的运动兴趣，可以让宝宝和同龄小伙伴一起玩，增加活动的积极性。体格锻炼应在宝宝精神饱满时进行，如遇天气骤变应暂停活动。

● 空气浴

宝宝满月以后，最好能每天带宝宝到室外接受空气浴。这样不仅能使宝宝的皮肤得到锻炼，而且还能增强抵抗力，减少和防止呼吸系统疾病的发生。

在夏天，要尽量把窗户和门打开，让外面的新鲜空气自由流通。在春、秋两季，只要外面气温温和，风不大，同样可以打开窗户。冬天艳阳高照的时刻，也可以每隔一个小时开一次窗户，以交换空气，让宝宝呼吸到新鲜空气。

室外空气浴的好处

1. 让宝宝呼吸到新鲜的空气，促进宝宝体内的新陈代谢。

2. 一般来说，室外的空气温度比室内低，宝宝在户外多活动，可使皮肤和呼吸道黏膜受到冷空气的刺激与锻炼，

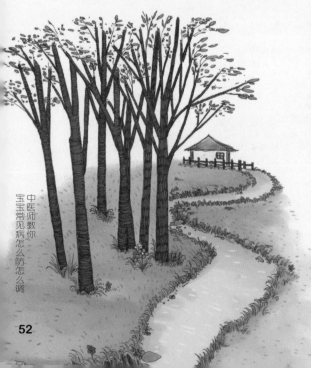

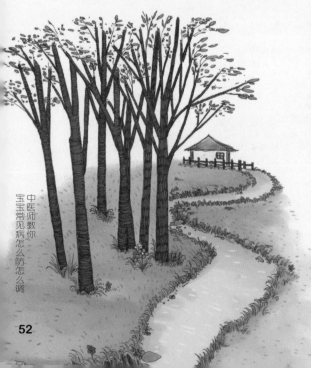中医师教你
宝宝常见病怎么防怎么调

52

从而增强对外界环境的适应能力和对疾病的抵抗力，提高免疫功能。

室外空气浴的注意事项

1. 夏季，宜选择早晚阳光不是很强烈的时候进行室外空气浴，并注意不要让宝宝的皮肤直接在日光下暴晒。

2. 冬天，最好在中午气温较高的时候外出，天气较暖时，还可以让宝宝的头部、手部等处的皮肤露出，接触阳光。

● 日光浴

宝宝满月以后，不论春夏秋冬，父母每天都要抱宝宝晒太阳。

室外日光浴的好处

在室外，宝宝晒晒太阳，接触到紫外线，可以促进宝宝体内维生素 D 的产生，帮助宝宝吸收钙质，促进骨骼发育。

室外日光浴的注意事项

1. 晒太阳时，要尽量暴露婴儿的皮肤，才能让婴儿多接受紫外线。

2. 不要在室内晒太阳，因为玻璃挡住了大部分紫外线，隔着玻璃晒太阳，起不到应有的作用。

3. 在炎热的夏季，不要让婴儿接受日光的直射，强烈的日光直射皮肤对人体是有害的。每天可以选择 9:00 - 10:00 和 16:00 - 17:00，避开阳光最强烈的时刻。在寒冷的冬季，要选择天气较好的中午，抱孩子晒一晒太阳，但一定要注意保暖。

4. 日光浴时，宝宝的皮肤若出现红斑或出汗过多应立刻停止。

抚触按摩

● 抚触的好处

1. 增强宝宝的知觉。

2. 扩张血管与促进血液循环。

3. 帮助吸收与消化，强健消化系统，减缓消化不适与胀气。

4. 增进肌肉的弹性与协调性。

5. 安定宝宝的神经系统。

6. 让宝宝的呼吸更顺畅，增加血液里的氧气。

7. 强化宝宝的免疫和内分泌系统。

8. 刺激淋巴循环，清除体内毒素。

9. 增进身心合一，放松心情。

10. 增加爱意，让心情更愉悦。

时间选择

抚触最好选择在两次喂奶之间，晚上宝宝洗澡后。将宝宝衣物脱掉，在身下铺上柔软的毛巾被，使用婴儿油或乳液，对宝宝进行按摩，记住要保持按摩手掌的温热。

注意事项

抚触的动作要轻柔，同时可以温柔地跟宝宝说话，或者轻轻地唱歌。宝宝会非常喜欢这样的时刻。如果宝宝出现不耐烦、哭闹或者其他不适症状时，要停止抚触。

● 专业的抚触手法

部 位	作 用	具体手法
脸部	缓解脸部因吸吮、啼哭等造成的紧绷感	取适量的婴儿润肤油,从前额中心处用双手拇指往外轻轻推压,画出一个微笑状。眉头、眼窝、人中、下巴,同样用双手拇指从中心处往外推压,画出微笑状
胸部	让呼吸更加顺畅	双手放在宝宝两侧肋边,右手向上滑至宝宝右肩、复原,左手用同样的方法进行
臂部、手部	增强运动的协调能力	从宝宝上臂到手腕部轻轻挤捏,然后用手指按摩手腕;双手夹住宝宝的小手臂,上下搓滚;用拇指从宝宝手心按摩至手指尖
腹部	帮助宝宝排气通便	按顺时针方向按摩腹部,但在脐带未脱落前不要按摩该区域
背部	舒缓背部的肌肉	双手平放在宝宝背部,从颈部向下抚摸,然后再次从颈部向下用指肚轻轻按摩脊柱两边的肌肉
腿部、足部	增强宝宝的运动协调能力	从宝宝的大腿至脚踝部轻轻挤捏,然后按摩脚踝至足部

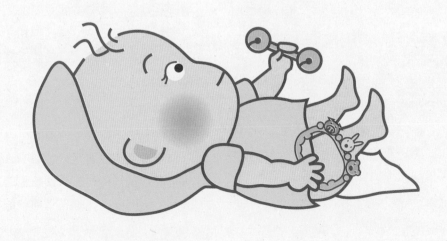

亲子操

亲子操适用于 2~6 个月的宝宝，每日 1~2 次，由父母给宝宝做四肢伸展运动，逐渐过渡到主动操。

● 亲子操的作用

1. 可促进宝宝大动作的发育，改善血液循环，使其精神活泼。

2. 培养亲子感情。

3. 促进宝宝神经系统的发育。

● 亲子操的步骤

扩胸运动

1. 将宝宝两手分开，向外平展，与身体成 90°，掌心向上。

2. 将宝宝的两手在胸前交叉。

3. 重复第一步的动作。

4. 还原。

上肢运动

1. 将宝宝两手左右分开，向外平展，与身体成 90°。

2. 两手向前平举，两掌心相对，距离与肩同宽。

3. 将两手在胸前交叉。

4. 两手向上举过头，掌心向上，动作要轻柔。

5. 还原。

举腿运动

1. 将宝宝两下肢伸直放平，妈妈两手掌向下，握住婴儿两个膝关节。

2. 将两下肢伸直上举 90°。

3. 还原。

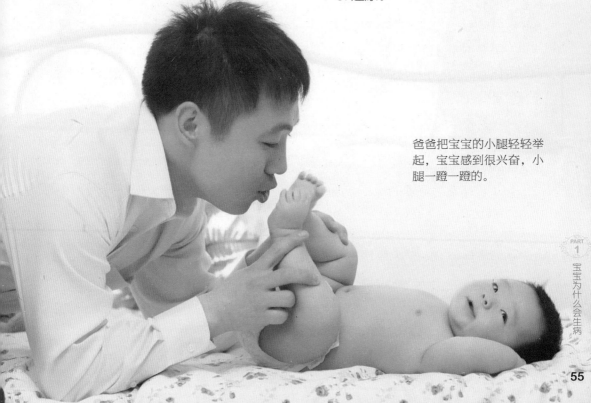

爸爸把宝宝的小腿轻轻举起，宝宝感到很兴奋，小腿一蹬一蹬的。

为宝宝营造
健康的生活环境

预防室内疾病的妙招

如果室内空气不好，或者甲醛超标，宝宝便会患各种疾病，免疫功能也会下降。因此宝宝的房间通风换气非常有必要。下面的对策可以供家长参考。

1. 新装修的房子最好通风一段时间再入住，同时注意冬季通风不要白天晚上都开窗通风，因为温度太低不利于污染物质的释放，最好晚上封闭保温，让有害物质释放出来，白天再开窗通风。

2. 新建或新装修的房子，入住前要请室内环境专家进行室内空气质量检测，质量合格后，方可入住。

3. 刚刚入住的新房要每天定时开窗通风，保持室内空气新鲜，最好每天早、中、晚3次各通风20分钟。

4. 要注意室内环境的检测与治理，防止"装修性哮喘"。有些室内环境污染造成的"装修性哮喘"，初起阶段很像感冒，如不进行污染检测治理，容易造成误诊。

5. 在室外空气质量较好的时候，要带宝宝多做一些户外活动；在室内活动时，要经常开窗通风换气。

6. 使用空调时，应在室内放置一盆水，增加室内湿度；如果条件允许，可放置加湿器，保持室内湿度为40%~65%。因为干燥的空气容易夺走人体的水分，使皮肤干燥，鼻腔黏膜受到刺激，容易诱发呼吸系统疾病。

7. 空调环境属于半封闭状态，空气流动性差，空气质量很难保证，特别是对于临近马路而受汽车尾气和浮尘污染严重的居室，或刚装修好的居室，光靠通风并不能解决问题。这时应采取几种常用的空气净化手段，如放置吊兰、芦荟等室内绿色植物，或放置专门针对装修污染的"装修卫士"等空气净化设备。

谨防光污染伤害
宝宝眼睛

有研究表明，光污染可对人眼的角膜和虹膜造成伤害，抑制视网膜感光细胞功能的发挥，引起视疲劳和视力下降。有关专家认为，"视觉环境是形成近视的主要原因，而不是用眼习惯"。但目前很少有人认识到这种危害。

● 造成光污染的因素

1. 室内墙壁的颜色如果太亮，造成光污染，会导致宝宝视觉不舒服。

2. 电视、电脑，甚至书本雪白的纸张都会对视力造成伤害。

● 对策

1. 室内照明不要一味追求豪华，应以简朴为佳。

2. 宝宝睡觉莫开灯，避免"亮睡"。

3. 不让宝宝长时间观看画面闪烁、变化迅速的电视节目，接触电脑和电子游戏机要限时，以免损害视力或诱发光敏性癫痫。

消除和减轻噪声的方法

噪声是损害宝宝听力与身体健康的罪魁祸首，而家庭噪声就是其中之一。随着生活水平的提高，各种家电走进千家万户，人们在享受这些现代文明的同时，也给身体带来了巨大危害。

要消除和减轻噪声对宝宝健康的危害，必须做到以下几点。

1. 家电不宜放在卧室里，不宜同时开启；购置质量好、噪声小的家电；有条件者可安装隔声、吸声设施，以减少噪声的危害。

2. 要给宝宝营造一个和睦安宁的家庭环境，应注意家电音量不宜过大，适当控制娱乐时间，这样才有利于宝宝健康成长。

3. 在庭院和居室周围种花、植树，这样既可绿化、净化环境，又可吸收、消散部分噪声。

4. 多食含氨基酸和维生素丰富的食物，如动物肝脏、豆类、新鲜蔬菜。

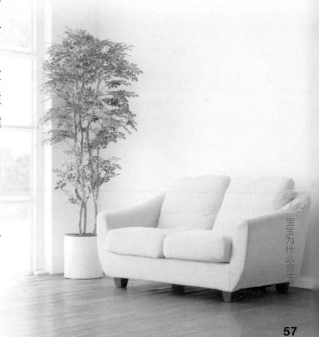

接种疫苗，宝宝健康的保护伞

宝宝出生3~6个月之后，从母体中得到的抵抗力（免疫力）会慢慢消失，宝宝必须依靠自身的免疫功能预防疾病入侵，这对宝宝来说有一定困难，因此必须通过接种疫苗来增强抵抗力。下面是0~3岁宝宝的疫苗接种表。

接种时间	接种疫苗	针（剂）次与预防的疾病
出生 24 小时内	乙肝疫苗	第 1 针；乙型病毒性肝炎
	卡介苗	1 针；结核病
1 月龄	乙肝疫苗	第 2 针；乙型病毒性肝炎
2 月龄	脊髓灰质炎糖丸	第 1 剂；脊髓灰质炎（小儿麻痹）
3 月龄	脊髓灰质炎糖丸	第 2 剂；脊髓灰质炎
	百白破疫苗	第 1 针；百日咳、白喉、破伤风
4 月龄	脊髓灰质炎糖丸	第 3 剂；脊髓灰质炎
	百白破疫苗	第 2 针；百日咳、白喉、破伤风
5 月龄	百白破疫苗	第 3 针；百日咳、白喉、破伤风
6 月龄	乙肝疫苗	第 3 针；乙型病毒性肝炎
8 月龄	麻疹疫苗	第 1 针；麻疹
12 月龄	乙脑疫苗	第 1 针；流行性乙型脑炎
6~18 月龄	流脑疫苗	接种 2 针 A 群流脑疫苗，第 1 针与第 2 针间隔时间不少于 3 个月；流行性脑脊髓膜炎
18~24 月龄	百白破疫苗	第 4 针；百日咳、白喉、破伤风
	脊髓灰质炎糖丸	部分；脊髓灰质炎
	麻风腮疫苗	第 1 针；麻疹、风疹、腮腺炎
	乙脑疫苗	第 2 针；流行性乙型脑炎
	甲肝疫苗	第 1 针；甲型病毒性肝炎
24~30 月龄	甲肝疫苗	第 2 针；甲型病毒性肝炎
36 月龄	流脑疫苗	间隔 6~12 个月流脑 A+C 疫苗；流行性脑脊髓膜炎

不宜接种的情况	1. 患有神经系统疾病，如癫痫、癔症、大脑发育不全或有惊厥史等。 2. 患严重心脏、肝脏、肾脏、结核等疾病。 3. 哮喘、麻疹、接种疫苗曾发生过敏情况。 4. 重度营养不良、严重佝偻病的宝宝不宜服用脊髓灰质炎糖丸疫苗。 5. 有免疫缺陷病或使用免疫抑制剂者（如肾上腺皮质激素、放射疗法、抗代谢化学疗法），不能接种活疫苗。
暂缓接种的情况	1. 正在发热、感冒或患急性疾病，正在患急性传染病或痊愈后不足 2 周，有急性传染病密切接触史而未过检疫期。 2. 患有化脓性皮肤病，或接种部位有严重皮炎、牛皮癣、湿疹。 3. 腹泻，一日大便超过 4 次，不宜服用脊髓灰质炎糖丸。 4. 注射过多价的免疫球蛋白者，在 6 周内不宜接种麻疹疫苗。
接种后注意事项	1. 接种注射疫苗后应当用棉签按住针眼几分钟，不出血时方可拿开棉签，不可揉搓接种部位。 2. 宝宝接种完疫苗以后不要马上回家，要在接种场所休息 30 分钟左右，如果出现高热和其他不良反应，可以及时请医生诊治。 3. 接种后让宝宝适当休息，多喝水，注意保暖，防止触发其他疾病。 4. 接种疫苗当天不要给宝宝洗澡，但要保证接种部位的清洁，防止局部感染。 5. 口服脊灰疫苗后半小时内不能进食任何温、热的食物或饮品。接种百白破疫苗后若接种部位出现硬结，可在接种后第二天开始进行热敷以帮助硬结消退。 6. 接种疫苗后如宝宝出现轻微发热、食欲缺乏、烦躁、哭闹的现象，而且反应强烈且持续时间长，应立刻就诊。

备注：

1. 乙脑疫苗的接种时间南北方不一致，北方满 12 个月接种，南方满 8 个月接种。

2. 疫苗有免费与自费之分，1 岁前接种的大多是免费的，1 岁后大多是自费的；免费的疫苗种类各地区有所不同。

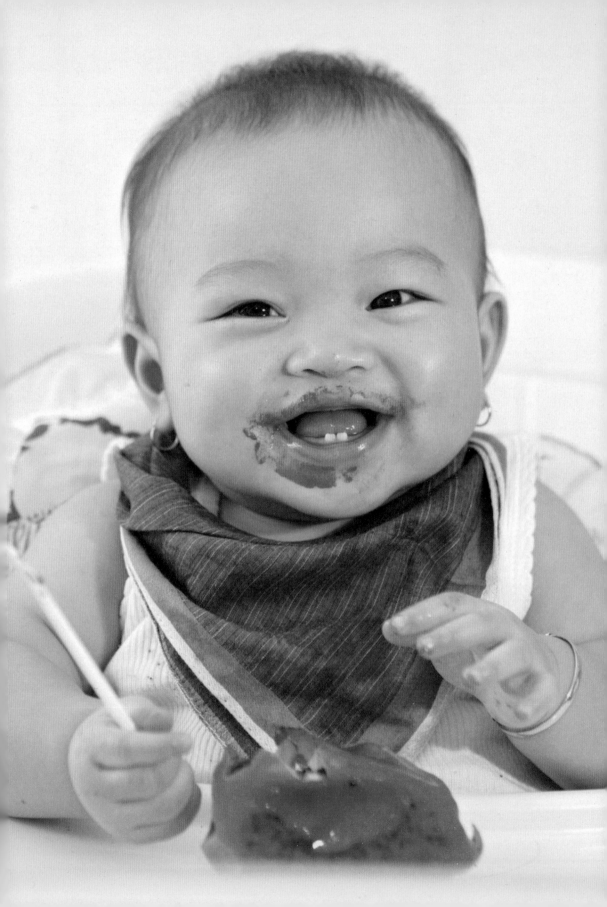

正确喂养，
提高宝宝免疫功能

平时三分饥
宝宝更健康

很多家长最怕的是宝宝长得不结实、吃得太少，却不明白宝宝吃得太饱更容易闹病。

宝宝消化系统还不成熟，消化能力弱，虽然需要水谷精微，却不能吃得过饱，否则会使胃肠负担过重，从而引起胃肠疾患。此外，宝宝吃得太多，会造成肥胖症，还会伤害大脑。

吃太饱容易使大脑疲劳

进食越多，胃肠需要的血液量越大，供应大脑的血液量就相对减少，影响脑细胞的新陈代谢。过食的高脂肪在代谢过程中会消耗大量的能量而与大脑"争饭吃"。

吃太饱会使智力减弱

人的大脑活动方式是兴奋和抑制相互制约的，即大脑某区兴奋了，其相邻部位的一些区域即处于抑制状态，兴奋越加强，周围部位的抑制就越深。由于过量进食，从而使大脑的相应区域长时间兴奋，而邻近的大脑智能区域则受到抑制，智力就会越来越弱。

吃太饱"毒害"大脑

宝宝吃多了容易导致便秘。便秘时，食物久积于肠道，经细菌作用会产生大量有害物质，吸收进入血液后，就会通过血脑屏障，使脑细胞慢性中毒，损害中枢神经，影响智力的发育。

吃太饱能促使大脑早衰

一种能促使大脑早衰的物质——纤维芽细胞生长因子，会因过饱饮食后在大脑中数以万倍地增长，使供给大脑的氧和营养物质减少很多。

因此，不要让宝宝过量饮食，以免出现全身发胖、头脑简单的现象。

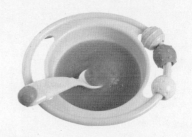

母乳喂养的 九大误区

新妈妈经常会在母乳喂养的细节上犯一些错误，为此，很多新妈妈想改用配方奶喂养。其实这些问题并不棘手，只要找到解决方法，母乳喂养可以变得很轻松。

误区 1 还没下奶，让宝宝 先吃奶粉

婴儿出生半小时即可进行哺乳，每次可持续半小时，即使没有乳汁也应哺乳。产后宜母婴同室，多让宝宝吸吮乳头，这不仅可增进母子感情，也会因宝宝的吸吮而促进乳汁分泌。

如果新妈妈乳汁不多，可适量进食一些汤类，如鸡汤、鱼汤、排骨汤、猪蹄汤等，有一定增乳作用。同时，妈妈应保持良好的精神状态，情绪不良可导致泌乳减少，甚至乳汁不下。

误区 2 挤出刚分泌的乳汁

初乳是产妇分娩后一周内分泌的乳汁，颜色淡黄、黏稠，量很少，非常珍贵。初乳营养丰富，能增强宝宝的抗病能力，还能帮助宝宝排出体内的胎粪、清洁肠道。因此，即使母乳再少或者准备不喂奶的妈妈也一定要把初乳喂给宝宝。

误区 3 夜里躺着喂奶

产后疲乏，加上白天不断给宝宝喂奶、换尿布，到了夜里妈妈就非常困。夜间遇到宝宝哭闹，妈妈会觉得很烦，有时把乳头往宝宝的嘴里一送，妈妈继续睡觉，这是十分危险的。因为宝宝吃奶时与妈妈靠得很近，乳房很容易堵住宝宝的鼻孔，使宝宝窒息。为避免这种事情发生，妈妈夜间喂奶时最好能坐起。

正确喂养，提高宝宝免疫功能

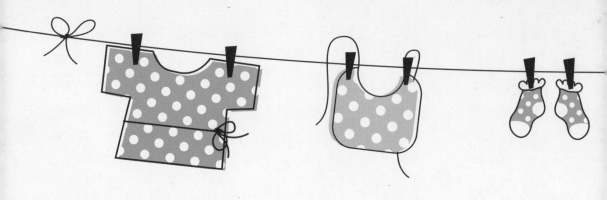

误区 4 喂完奶马上把宝宝放在床上

给宝宝喂完奶后不要马上把宝宝放在床上，而要把宝宝竖直抱起，让宝宝的头靠在妈妈肩上，也可以让宝宝坐在妈妈腿上，用一只手托住宝宝枕部和颈背部，另一只手弯曲，在宝宝背部轻拍，使宝宝吐出吞入胃里的空气，防止溢奶。

误区 5 一侧乳房的奶够吃，另一侧的奶存着下次吃

喂奶时应让宝宝吃完一侧乳房再吃另一侧。若仅吃一侧的奶宝宝就已吃饱，应将另一侧的奶挤出，排空乳房。这样可以预防胀奶。胀奶不仅使妈妈感到疼痛不适，还有可能导致乳腺炎，而且还会使泌乳减少。

误区 6 强迫宝宝吃奶

实际上，计算每日宝宝摄入多少热量没什么太大必要。绝大多数宝宝都知道饱饿了，按照宝宝自己的需要供给热量就行。

妈妈总是担心宝宝吃不饱，宝宝已经几次将乳头吐出来，还是不厌其烦地将乳头硬塞入宝宝嘴里，宝宝只好再吃两口。时间长了，会有三种弊端。

1. 宝宝胃口被撑大，热量摄入增加，成为肥胖儿。

2. 摄入过多奶，消化道负担不了，干脆怠工甚至罢工，降低宝宝的食欲。

3. 总是强迫宝宝进食，宝宝会不舒服，形成精神性厌食。这种情况虽不多见，但一旦形成了，对宝宝的身体健康很不利，一定要避免。

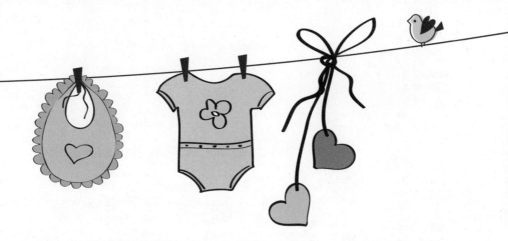

误区7 出于体形考虑，不采用母乳喂养

　　女性在妊娠时期乳房仍继续发育，乳房胀大后如果护理不好是极易松弛的。因此，孕妈妈应从怀孕后就开始注意乳房的护理，使用宽带乳罩支撑乳房，同时注意按摩或局部使用特殊油脂增加皮肤及皮下组织的弹性，就会减少发生乳房下垂的可能，哺乳后乳房是否下垂是与哺乳前乳房的情况有关的。只要产后加强乳房护理，母乳喂养是不会造成乳房下垂的。

误区8 喂完奶后，用香皂清洗乳房

　　哺乳期妈妈经常使用香皂擦洗乳房，不仅对乳房保健无益，反而会因乳房局部防御能力下降，乳头容易干裂而招致细菌感染。因此，要想充分保持哺乳期乳房局部的卫生，让你的宝宝有足够的母乳，最好还是用温开水清洗，尽量不用香皂，更不要用酒精之类的化学性刺激物质。

误区9 纯母乳喂养，一点都不能给宝宝喝水

　　虽然有些观点认为 4~6 个月的宝宝只需母乳，不必加喂水，但要视情况而定。北方的冬天天气干燥，如果室内温度过高，新生儿容易缺水。再者，天气太热或出现腹泻时，宝宝体内也会缺水。缺水时宝宝的嘴唇看上去干燥起皮，情绪不安，爱哭闹。室内温度最好控制在 25~27℃，北方冬天室内要使用加湿器，保持空气湿润。看到宝宝嘴唇干燥，可以用小勺喂几口白开水。

PART
2

正确喂养，提高宝宝免疫功能

Tips

这些妈妈不宜喂奶

结核病	当妈妈患有肺结核时不宜母乳喂养，尤其是结核病活动期，痰菌培养呈阳性时，更不能母乳喂养
肝炎	当妈妈患有肝炎时不宜母乳喂养，包括无症状的 HBsAg 和 HBeAg 双阳性的妈妈都不宜母乳喂养
糖尿病	患糖尿病的妈妈遵医嘱来决定是否可以哺乳
肾炎、肾病	患有肾炎、肾病的妈妈，喂奶对妈妈、宝宝的健康都不利，在患病期间应停止母乳喂养
心脏病	根据心脏功能及用药情况决定
急性或严重感染性疾病	如肺炎、严重的感冒等，往往需要服用抗生素药物，应暂停授乳，以防通过乳汁危及宝宝
乳头皲裂、乳腺炎	可暂停母乳喂养，及时治疗，以免加重病情。但可以将母乳挤出，用滴管或勺子喂宝宝

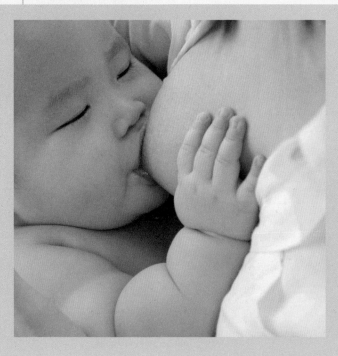

配方奶喂养六忌

如果妈妈没有母乳或是无法进行母乳喂养，可以实行人工喂养。从母乳喂养改换为配方奶喂养后，要密切观察宝宝的生长、食欲和大小便等情况。错误的喂养方法不仅不利于宝宝的正常发育，还会引起腹泻、呕吐等。

一忌奶汁过浓

不少妈妈担心宝宝吃不饱，冲的奶浓度很高。喂宝宝浓度过高的奶粉，宝宝容易口渴。另一方面，两岁以下的宝宝肾脏未发育完善，过浓的奶汁里的氯化钠等矿物质会加重宝宝的肾脏负担。

二忌糖分过多

很多妈妈为了让宝宝更愿意喝配方奶，会在配方奶里加糖。婴儿配方奶粉是根据宝宝发育所需要的营养而生产的，不要更改配方含糖量，最好不要加糖。因为奶粉过甜会降低婴儿对奶中钙质的吸收，削弱牛奶的营养价值，还会降低宝宝的抵抗力，使宝宝容易患各种疾病。而且宝宝一旦适应了甜味，今后再想更改就比较麻烦了。

三忌喂养过量

要合理把握宝宝喂奶量，一般按每千克体重 100～110 毫升供给。如果超量喂食配方奶，宝宝会因无法消化而导致腹泻，时间长了还容易因为营养过剩而偏胖。

四忌温度太高

妈妈的体温是 37℃ 左右，这个温度也是配方奶中各种营养存在的适宜条件，同时适合宝宝的肠胃吸收。

五忌放置时间太久

放置时间不要太久，否则容易污染变质。配方奶比较容易滋生细菌，冲调好的配方奶不能再进行高温煮沸消毒，所以冲泡时一定要注意卫生。

六忌加入米汤

有些妈妈误认为米汤营养丰富，加入配方奶喂养会"锦上添花"，却不知两者的成分相克，米汤中的脂肪氧化酶可破坏配方奶中的维生素 A，所以不应同时喂。

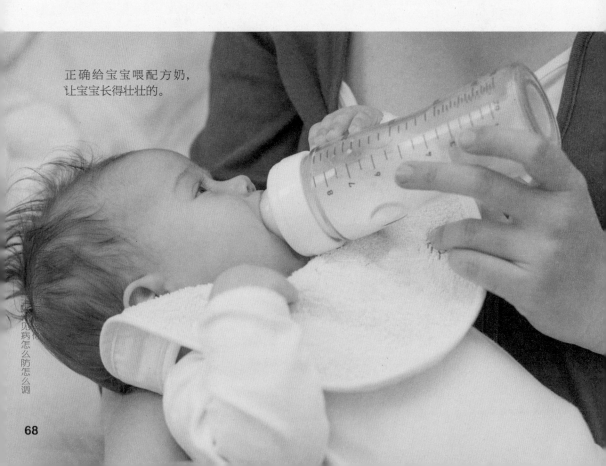

正确给宝宝喂配方奶，
让宝宝长得壮壮的。

辅食添加六大误区

宝宝添加辅食时家长要注意以下几个常犯的错误。

误区1 母乳不够，提前给宝宝添加辅食

用辅食来补充奶量是一种错误的喂养方式。0~4个月是纯奶期，如果没有特殊原因，不要给宝宝添加果汁或菜汁等。纯母乳喂养的宝宝要到6个月后再添加辅食；吃配方奶的宝宝要在4~6个月时先添加铁强化米粉，米粉可用苹果汁调配。等宝宝学会吃米粉，再吃蔬菜泥；学会吃3种蔬菜后，再吃水果和蛋黄。

添加辅食只要遵循膳食平衡的原则，按宝宝的月龄添加适当的食物，渐渐地，宝宝就可以吃很多有营养的食品了。

误区2 辅食添加操之过急

添加辅食应循序渐进，不可操之过急，要从最容易被婴儿吸收和接受的辅食开始，一种一种地添加，添加一种后要观察几天，如果出现不良反应就要暂时停止，过几天再试。添加辅食还要从少到多、从稀到稠、从软到硬、从细到粗，让宝宝慢慢适应。

如果宝宝拒绝吃某种食品，不要勉强，可等几天再试，但不要失去信心。另外，在宝宝身体不好的情况下，不要添加辅食，以免宝宝产生不适。

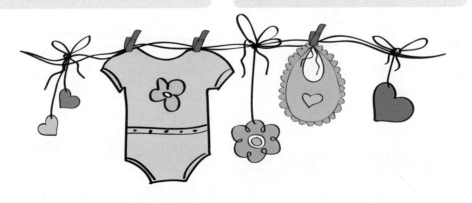

正确喂养，提高宝宝免疫功能

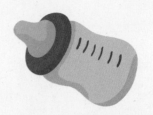

误区 3 用辅食代替奶品

　　1岁前宝宝的主要营养来源还是奶品，而辅食只是营养的额外补充。4~6个月是宝宝尝试吃辅食的阶段，每天添加一两茶匙米粉，米粉要冲得很稀。6~8个月是宝宝学习吃辅食的阶段，此时宝宝要学会咀嚼和吞咽食物。8个月以上的宝宝可以把辅食当作一顿正餐，但不要强迫宝宝吃太多辅食，更不能用辅食代替奶品。辅食摄入太多会影响宝宝胃口，容易厌食、厌奶，添加辅食应以不影响吃奶量为宜。

误区 4 将米粉混入奶中，用奶瓶喂养

　　这是很不科学的做法。添加辅食不仅仅是为了补充营养，同时也是为了训练宝宝学习新的进食方式，逐渐习惯用勺子吃辅食，由吸吮过渡到咀嚼的进食方式，为宝宝在未来几个月学习说话打下一定的基础。所以不能一味地依赖于奶瓶。

误区 5 辅食和奶混着吃

　　奶和辅食最好分开吃，最好在两餐间加辅食，这样能帮助宝宝肠胃消化。

　　1岁前的宝宝每天摄入奶量600~700毫升，来满足生长的需要。家长不要觉得宝宝可以吃辅食就不用吃奶了。母乳充足的妈妈仍然可以继续进行母乳喂养。不要因为增加了辅食，或对母乳营养的质疑而动摇信心。国际母乳协会鼓励有条件的妈妈母乳喂养到2岁。

误区 6 用乳类饮料代替鲜奶、配方奶和酸奶

　　鲜奶、配方奶和酸奶的营养各有不同，也各有侧重，要根据其特点适时喂养。配方奶的营养最好，添加了许多婴幼儿生长必需的营养元素，2岁前的宝宝都以配方奶为主，2岁后可转为鲜奶，每天坚持喝1~2瓶鲜奶并保持终身喝奶的习惯。酸奶在1岁后可作为婴幼儿的点心使用，但绝不能代替配方奶或鲜奶。乳类饮料所含的营养远远不如奶品，在购买时要注意区分乳类饮料和酸奶制品。

宝宝挑食偏食是喂出来的

生活越来越好，可宝宝的嘴巴却越来越刁，总是这也不吃、那也不吃，宝宝的每顿饭妈妈都要用尽各种招数，挑食、偏食、厌食，成了最让妈妈头痛的心病。

什么是挑食偏食

宝宝喜欢吃一种食物而不喜欢吃另一种食物，不喜欢某些食物的味道或者习惯上很少吃某些食物，这就是挑食偏食。

人体需要的各种营养素来源于各类食物，要想让宝宝保持正常的生长发育，就得吃各种各样的食物。宝宝挑食偏食的不良饮食行为很容易导致有些营养素的不足，严重时会出现营养缺乏、生病以及影响生长发育。

挑食偏食的原因

● 家长缺乏教育和引导

宝宝的口味比较挑剔，如果家长不加以教育和引导，宝宝的饮食行为就很容易进一步形成挑食偏食的习惯。家长要引导宝宝对每一种食物都要吃一些，避免不爱吃的食物吃得少、爱吃的食物吃得多。

● 大人饮食习惯的影响

儿童时期是饮食习惯形成的关键时期，在饮食习惯、饮食行为的形成过程中，主要模仿家长的饮食习惯和饮食行为，如果家长有挑食偏食的习惯，宝宝自然会形成同样不良的习惯。

● 饭前吃零食

饭前吃零食会影响宝宝吃饭时的食欲，吃饭时挑挑拣拣，这也是养成挑食偏食习惯的因素之一。

● 饭前喝饮料

吃饭前或吃饭时喝过多的果汁或含糖饮料。

正确喂养，提高宝宝免疫功能

应对宝宝偏食的良方

方 法	具体做法
增加宝宝的运动量	运动会加速能量的消耗,促进新陈代谢,增进食欲。在肚子饿时,宝宝是很少偏食、挑食的,俗话说的"饥不择食"就是这个道理
不要哄骗宝宝	当宝宝较饿时,比较容易接受不喜欢的食物,可以让宝宝先吃他不喜欢的,再吃他喜欢的,但应注意不要过分强迫,以免宝宝对不喜欢的食物更加反感
调动宝宝积极性	父母带头吃宝宝不爱吃的菜,只要宝宝吃了,便给予适当的鼓励,这样能调动宝宝的积极性
控制宝宝的零食供应	控制宝宝的零食供应,以定时定量的"供给制"代替想吃就给的"放任制"
主食和副食要经常变花样	做饭时多考虑宝宝的喜好,对宝宝不喜欢吃却又富有营养的食物,必须精心烹调,尽量做到色、香、味俱佳,还可将其添加到宝宝喜欢吃的食物中,使其慢慢适应
家长不能偏食	饭菜上桌后,家长带头叫好,吃得津津有味,这样能把宝宝的"馋虫"引出来
多烧一些组合菜	荤素搭配能相互借味
把菜、肉剁碎了做馅	饺子最"包容",有粮、有菜、有肉,不妨让孩子多吃些
去医院检查	如果宝宝严重偏食,就得去医院查查。贫血、缺锌等原因都会影响宝宝的口味

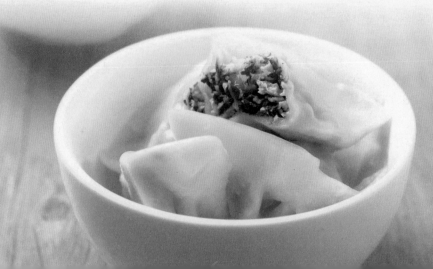

宝宝怎样喝水最健康

宝宝饮水的学问

宝宝处于生长发育阶段，代谢旺盛，对水的需求量大，因此，家长应该注意科学地给宝宝补充水分。

● 新生儿忌过甜的水

多给新生儿吃糖是没有好处的。用高浓度的糖水喂新生儿，最初可加快肠蠕动的速度，但不久就会转为抑制作用，使宝宝腹部胀满。喂新生儿的糖水浓度以成人品尝时似甜非甜即可。

● 饭前不要给宝宝喂水

饭前喝水一方面可使胃液稀释，不利于食物消化；另一方面，胃部喝得鼓鼓的，也影响食欲。正确方法是，饭前半小时让宝宝喝少量水，以增加其口腔内唾液的分泌，有助于消化。

● 睡前不要给宝宝喂水

年龄较小的宝宝在夜间深睡后，还不能自己完全控制排尿，若在睡前喝水多了，很容易遗尿。即使不遗尿，一夜起床小便几次，也影响睡眠。

● 最好的饮料是白开水

不少家长给宝宝喝各种新奇昂贵的甜果汁、汽水或其他饮料，用来代替白开水，这是不可取的做法。饮料里含有大量的糖分和较多的电解质，喝下去后会长时间滞留在胃部，对胃部产生不良刺激。宝宝口渴了，只要喝白开水就行，偶尔可以尝尝饮料。

正确喂养，提高宝宝免疫功能

● 不要给宝宝喝冰水

宝宝天性好动，活动以后又往往浑身是汗，十分口渴。此时，有的父母会给宝宝喝冷饮，认为这样既降温又解渴。其实，大量喝冷饮容易引起胃黏膜血管收缩，会影响消化，还有可能引起肠痉挛。此外，家长还要教宝宝喝水时不要太快，否则可造成急性胃扩张，对健康不利。

● 患病时饮水的讲究

中医学认为，水有"助阳气、通经络"的功效。通常情况下，患病时多饮水可促进疾病的痊愈。

宝宝疾病与饮水宜忌

疾 病	功 效
发热	多饮水将有助于高热的散退
咽喉炎、口腔溃疡	多饮水有消炎止痛、愈合创口之效
腹泻	常饮淡盐水，有助于防治脱水
便秘	多饮水有助于软化大便
咳嗽气喘	多饮水有助于痰液稀释而易于咳出
感染性疾病	多饮水有助于体内毒素的排出

忌：宝宝患某些疾病时，如肾病、肾功能不全、严重心脏病时就不宜多饮水，否则会加重心脏和肾脏的负担，反而不利于疾病治愈。

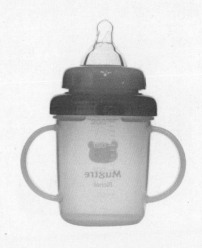

不同体质的宝宝
怎么喂养

中医讲究"虚者补之""实者泻之""寒者热之""热者寒之",而食物也分温、凉、寒、热。如果妈妈了解了宝宝的体质,通过饮食来调理宝宝的身体,对妈妈和宝宝而言都是福音,除了预防宝宝生病之外,还可以调养宝宝身体和治疗宝宝出现的一些疾病呢!

阳虚体质

阳虚体质的宝宝,喜暖怕冷,手脚较凉,面色发白;小便多、清长,大便稀,有时发绿;舌苔淡薄。相较于同龄的宝宝,阳虚体质的宝宝发育较迟缓,活力小。

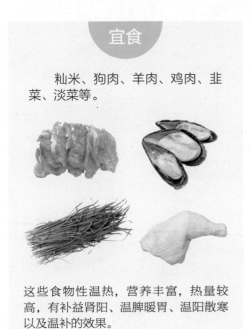

宜食	忌食
籼米、狗肉、羊肉、鸡肉、韭菜、淡菜等。	豆腐、花生、苦瓜、黑木耳、茄子、柿子、西瓜等。这些食物易伤宝宝的阳气。 糯米、粳米、荞麦、松子等。这类食物滋腻味厚,难以消化。 冷饮、冷藏的瓜果等。这种食物性冷,易加重宝宝的寒凉。

这些食物性温热,营养丰富,热量较高,有补益肾阳、温脾暖胃、温阳散寒以及温补的效果。

阴虚体质

口渴、口干、咽喉痛，喜冷饮；手、脚心温热，面颊潮红；睡觉爱出汗，大便干燥；形体消瘦，易怒。较之同龄的宝宝发育较迟缓，这是阴虚宝宝的特点。

宜食

糯米、绿豆、大白菜、黄瓜、百合、豆腐、黑木耳等。此类食物甘凉滋润、生津养阴。

鸭肉、鸡蛋、牛奶、桑葚等。这些食物含丰富优质蛋白，有滋补的作用。

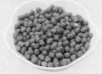

忌食

狗肉、羊肉、瓜子、爆米花、荔枝、韭菜、红糖、生姜等。

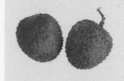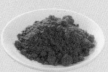

这些食物或温香燥热，或性热上火，或脂肪热量过高，不利于宝宝滋补。

气虚体质

这类宝宝的特点有：身体乏力，活力较小，活动后气促、出汗、尿床；声音低，身材较矮；易感冒、流鼻涕、咳嗽；消化不好、食欲差、饭后易出现腹胀或嗳气。

宜食

小米、糯米、菜花、香菇、豆腐、牛肉、鸡肉、黄鱼等。

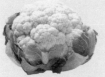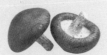

这些食物合理搭配，具有很好的健脾益气的作用。

忌食

西瓜、柚子、橘子、柿子、黄瓜、空心菜等。

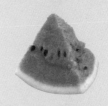

寒凉的食物容易加重宝宝气虚的体质。

火旺体质

从字面即可知道，宝宝胃火盛，口臭、口渴、舌尖发红、口舌易生疮；脾气急躁、易哭闹；小便颜色深、大便秘结，睡眠不宁。

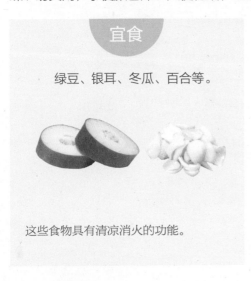

宜食

绿豆、银耳、冬瓜、百合等。

这些食物具有清凉消火的功能。

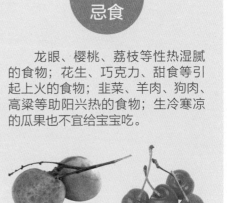

忌食

龙眼、樱桃、荔枝等性热湿腻的食物；花生、巧克力、甜食等引起上火的食物；韭菜、羊肉、狗肉、高粱等助阳兴热的食物；生冷寒凉的瓜果也不宜给宝宝吃。

血虚体质

血虚体质的宝宝会表现为：面色萎黄，口唇泛白，指甲发白；宝宝不能安稳地睡眠，生长发育较迟缓。

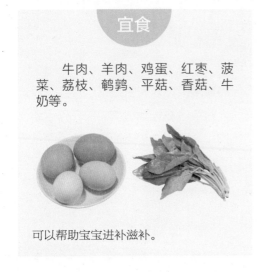

宜食

牛肉、羊肉、鸡蛋、红枣、菠菜、荔枝、鹌鹑、平菇、香菇、牛奶等。

可以帮助宝宝进补滋补。

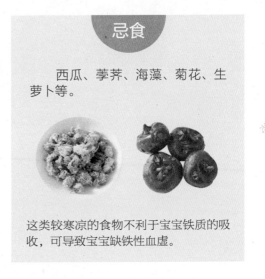

忌食

西瓜、荸荠、海藻、菊花、生萝卜等。

这类较寒凉的食物不利于宝宝铁质的吸收，可导致宝宝缺铁性血虚。

"小胖墩""豆芽菜",
两种体形要不得

肥胖和过度消瘦已成为威胁宝宝健康成长的两大营养问题,"小胖墩"和"豆芽菜"是宝宝发育中的两种极端现象。

让"小胖墩"瘪下去

有些父母认为,让宝宝吃得越多越好,营养越丰富越好,因此养出不少"小胖墩"。其实胖并不一定好,会滋生很多健康问题。

● 如何判断"小胖墩"体形

1. 目测法

宝宝是否肥胖,一般通过目测就能做一个大致判断。

2. 公式计算法

身高标准体重法,即实际体重 ÷ 标准身高体重 ×100%,如果所得值 ≥ 110%,为超重;所得值 ≥ 120% 为肥胖。

● 吃得好动得少,宝宝过早"发福"

吃得好动得少,是导致宝宝成为"小胖墩"的直接原因。家长经常带宝宝吃麦当劳、肯德基,顿顿大鱼大肉,喝高糖饮料。同时,对宝宝成长至关重要的户外运动也渐渐被电视、电子游戏取代,使摄入的大量高热量、高脂肪食物无法被消化,而是转化为大量脂肪堆积下来,最终造成肥胖。

● "小胖墩"容易成为"小糖人"

调查显示,近 5 年来,我国城市和农村"小胖墩"分别增长了 1 倍和 4 倍,宝宝中超重儿和肥胖儿所占比例高达 1/5；而每 4 个肥胖儿中就有一人患 2 型糖尿病，超过 85% 的 2 型糖尿病宝宝是"小胖墩"。

肥胖宝宝体内过多的脂肪尤其是内脏脂肪对健康危害很大，它是一种内分泌组织，可分泌各种细胞炎性因子和激素，直接干扰机体正常胰岛素分泌，使糖代谢、脂代谢紊乱，导致糖尿病。研究表明，在标准体重基础上，体重每增1 千克，患糖尿病的危险将至少增加 5%。

●"小胖墩"管好嘴，多动腿

对于"小胖墩"，要从根本上改变"吃得好动得少"的不良生活方式，让宝宝"管好嘴，多动腿"。

"管好嘴"就是要纠正宝宝贪吃，暴饮暴食，爱吃零食、夜食、高脂肪高热量食物、膨化食品、洋快餐等垃圾食品的不良习惯，多让宝宝在家吃正餐、主食，充分延长咀嚼次数，延长进食时间。保证宝宝粗粮、细粮、谷类、豆类、蔬菜、水果、肉、蛋、鱼等各种营养均衡摄入，不挑食偏食。

"多动腿"就是增加宝宝的能量消耗，多进行户外运动，如游泳、慢跑、快步走、做体操、爬山等活动，充分消耗游离脂肪酸。

●"小胖墩"的膳食原则

对于"小胖墩"，减少能量摄入是关键，同时保证生长发育的需要，给予充足的维生素和矿物质，食物多样化。"小胖墩"的膳食要遵循以下原则。

1. 控制总能量

要严格控制总能量，同时做到营养平衡，合理安排蛋白质、脂肪和糖类，保证无机盐和维生素的充足供应，蛋白质占总能量的 15%～20%。

Tips

要正确处理饮食调整和体育活动的关系，一定要坚持下去，保证有足够的运动时间和运动强度。盲目地控制饮食和进行体育运动，不但达不到预防肥胖的目的，反而会对宝宝生长发育造成损害。

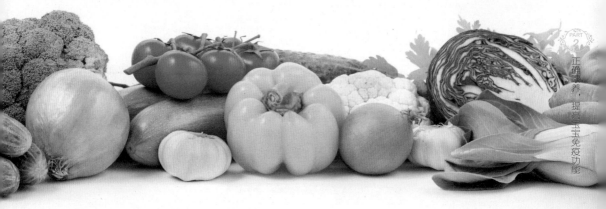

2. 糖类供应要适量

糖类占总能量的 55% 左右，以谷类食物为主要来源，控制蔗糖、麦芽糖、果糖及甜点摄入。

3. 限制脂肪摄入

每日烹调用油 10~20 克。

限制摄入辛辣及刺激性食物与调味品。

4. 摄入新鲜蔬果

食物中必须有新鲜蔬果，尤其是绿叶蔬菜和水果。

5. 注意烹调方法

多用蒸、煮、炖，少用煎、炸。

6. 养成良好的饮食习惯

一日三餐定时定量，早餐一定要吃，晚餐一定要少。

让"豆芽菜"成为小豆苗

● 如何判断"豆芽菜"体形

有比较明确的医学标准，即看胸围的大小。胸围过小者说明宝宝属于或趋向于"豆芽菜"体形。宝宝在一周岁左右时胸围就与头围基本相同，都是 46 厘米左右。周岁以后，宝宝的胸围逐渐超过头围，超过的数值大约等于宝宝的岁数。如果测量得出的胸围与头围的差值明显低于宝宝的年龄，就可以认定宝宝是"豆芽菜"体形。

● "豆芽菜"宝宝的隐患

相对于"小胖墩"来说，瘦弱的"豆芽菜"没有高血脂、高血糖的隐患，所以许多父母错误地认为，宝宝只要没病就健康。其实这样的认识是不对的。"豆芽菜"体形除了胸廓包括胸部的皮下脂肪、胸部肌肉与骨骼较小外，胸腔内的脏器，如心脏、纵隔以及肺脏的发育质量也不太好，严重的还会造成缺铁性贫血、佝偻病、缺锌等病症。

"豆芽菜"体形的宝宝，身体抵抗力比普通宝宝差，容易生病。"豆芽菜"不仅体格发育不好，体能也不如正常人，在宝宝早期如果缺乏营养，会造成生长发育迟缓，成年后患慢性病的危险也会明显高于正常人。

如果宝宝的"豆芽菜"体形不是由于器质性疾病造成的，就可以在加强营养和正常用餐后一两个月开始锻炼，以帮助改善体形。而如果是由疾病引起的"豆芽菜"体形则要先治病，再根据医生的意见进行营养和锻炼方面的改进。

"豆芽菜"宝宝是如何形成的

1. 饮食不节制是目前比较普遍的原因。宝宝正处在生长发育期，脾胃功能还不健全。如果饮食上不节制，饥一顿饱一顿，不按时吃饭或零食太多，都会造成脾胃功能失调、脾胃虚弱等症。

2. 夏天饮用过多冷饮，过食寒凉之物，易损伤脾胃功能，造成脾胃虚寒，影响食物消化吸收及营养摄取。

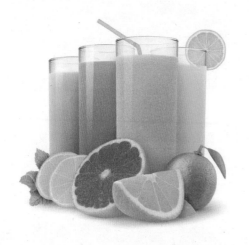

3. 微量元素的缺乏也会影响身体发育，如缺锌可导致腹泻、厌食症，缺钙导致生长停滞、抽搐等，缺铁导致贫血、厌食、生长发育停滞等。

4. 宝宝生病后，父母给他吃大量药物，尤其是一些消炎镇痛的西药，如阿司匹林、对乙酰氨基酚、红霉素等，这些药对宝宝胃肠道有刺激作用，会影响食物的消化吸收。

改善"豆芽菜"体形的方法

1. 营养均衡

合理搭配饮食，保证充足的营养，平时除食用富含动物性蛋白质的肉、蛋类外，还要适当多吃一些豆制品及赤豆、蔬菜、瓜果等。

另外，家长要注意调理好宝宝的脾胃功能，增强消化道对食物中营养素的消化和吸收。必要时可在医生指导下服用调理脾胃功能的药物，如 B 族维生素、酵母片以及健脾膏等中成药。

2. 睡眠充足

保持充足良好的睡眠。宝宝的睡眠充足了，胃口就会好，而且也有利于对食物的消化和吸收。

3. 多锻炼

"豆芽菜"宝宝应多做扩胸、上臂提举等动作，以促进胸肌发达和胸廓的展开，比如游泳，打乒乓球、网球等类运动。另外，体操也是一种极好的运动，可给宝宝的胸廓和肢体带来一定的冲击

正确喂养，提高宝宝免疫功能

力，有利于骨骼的健壮和胸围的发育。

4. 慎防疾病

某些"豆芽菜"体形可能是由潜在的疾病引起的，如佝偻病、营养不良等。另外，蛔虫等肠道寄生虫，是比较常见的导致宝宝成为"豆芽菜"的元凶之一，应在医生指导下服用驱虫药，及时驱虫。

"豆芽菜"宝宝的膳食食谱

"豆芽菜"宝宝要均衡营养，很多看似平常的食物对宝宝的大脑和身体发育非常有益。

食 物	功 效
鸡蛋	鸡蛋含较多卵磷脂，可增加大脑中乙酰胆碱释放量，提高宝宝记忆力，使宝宝精力旺盛
牛奶	牛奶中的钙可调节神经、肌肉的兴奋度，每天早晨喝1杯牛奶
鱼肉	鱼肉含球蛋白、白蛋白和大量不饱和脂肪酸，还含有丰富的钙、磷、铁和维生素等
虾皮	虾皮含钙量极为丰富，宝宝吃适量的虾皮，对增强记忆力和预防佝偻病都有好处
动物肝脏	动物肝脏含丰富优质蛋白和糖脂质，以及大量的胆碱和铁。胆碱能改善记忆力，铁能增强红细胞运输氧气的能力
核桃仁	核桃仁含40%~50%的不饱和脂肪酸，不饱和脂肪酸是大脑不可缺少的"建筑材料"
小米	小米含较多蛋白质、脂肪、钙、铁、B族维生素等营养成分，被称为健脑主食
大豆	大豆含丰富优质蛋白和不饱和脂肪酸，它们是脑细胞生长和修补的基本成分；还含卵磷脂、铁和维生素等，可增强宝宝记忆力
水果	气虚、脾虚的宝宝吃西瓜、香瓜、杧果、梨和香蕉这几种凉性水果时最好在午饭后、晚饭前少吃一点，不可过量；虚寒体质宝宝可多吃荔枝、桂圆、桃、番石榴、榴莲、杏等温热水果；正在发热或发炎的宝宝，要尽量避免食用此类温热水果

这样吃最伤孩子身体

忌 1 暴食

宝宝吃东西往往不会自我调节、自我控制，喜欢吃的东西就使劲吃，以致引起消化不良，造成积食，增加了肠、胃、肾脏的负担，还可能给这些脏器带来疾病。

忌 2 快食

宝宝吃饭不能过快，因为吃得快，咀嚼不完全，唾液分泌不足，会影响消化和营养成分的吸收。

忌 3 零食

宝宝常吃零食，会破坏胃肠道的消化功能，容易引起胃肠道疾病，还会使宝宝肥胖或厌食。

忌 4 笑食

有的宝宝在吃饭时喜欢说笑和互相打闹。稍不注意，食物很容易进入气管，导致呛咳、窒息。严重时，还会危及生命。

忌 5 看食

有些宝宝喜欢边吃饭边看电视。由于吃饭时精神不集中，会影响消化液的分泌，时间久了，容易引起消化不良。

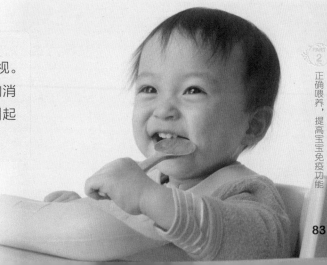

PART 2

正确喂养，提高宝宝免疫功能

忌6 蹲食

蹲着吃饭，下股弯曲，腹股沟动脉受到压迫，血液循环势必受阻，妨碍了向胃部毛细血管的供血，胃肠也不能得到正常的蠕动，不但会引起消化功能失调，而且还有形成消化道溃疡的可能。

忌7 走食

宝宝边走边吃的进食方式既不文明，也不卫生。空气中的灰尘、微生物和有害气体等，会和食物一起被吞下去，影响宝宝身体健康。

忌8 骂食

吃饭时对宝宝训斥，甚至打骂，是最不符合生理、心理卫生要求的。人的生理机制是受大脑支配的，家长的训斥，必然会使宝宝心情郁闷，导致肠、胃活动和消化腺体的分泌受到抑制，从而引起消化不良和吸收不好。所以，吃饭时应尽可能让宝宝心情愉快，不要责骂。

忌9 甜食

宝宝虽然喜欢食用甜食，但糖不宜多吃。因为糖会造成宝宝营养不良，大量消耗宝宝体内的钙，容易引起龋齿，削弱宝宝的抵抗力，使宝宝容易患各种疾病。

忌10 咸食

医学专家认为，婴儿最好到6个月左右方吃少量咸食。因为宝宝刚出生时肾功能尚不完善，到5~6个月时发育才较为完善（个别会延长到2岁），才能把进入体内的多余的钠和氯等物质排出去。母乳、配方奶中均含有一定量的钠和氯，已能满足6个月内的婴幼儿的生理需要。一般来说，5~12个月的宝宝，每日食盐量为1克左右，2岁以上渐与成人同量，但活动量大、出汗多的宝宝在膳食中可适当多放点盐。假如宝宝吃得过咸，轻则易咳嗽，重则易患高血压病，不利于宝宝生长发育。

宝宝不良饮食习惯要纠正

让宝宝养成受益终身的饮食好习惯，是宝宝身体健康的起点。因此，应从小让宝宝养成良好的饮食习惯，对于不良饮食习惯应及时纠正。

快餐成家常便饭

错　　快餐多属高盐食品，所含的钠对幼儿的心、肾器官有很大危害。婴幼儿的肾脏发育远未成熟，没有能力排出血液中过多的钠，因而会受过量食盐的伤害。而年龄越小，受的伤害越大。

对　　尽量让宝宝少吃快餐，特别是不要用快餐作为晚餐。如果特别想吃，不宜选择油炸动物肉等高盐、高热量食品，应选择维生素含量丰富的蔬菜、水果等。口味尽量清淡一些。

不爱喝水

错　　大部分宝宝对喝水都没多大兴趣，这样会对身体造成重大伤害。宝宝体内新陈代谢的废物主要是由肝脏和肾脏处理，肾脏主要负责调节人体内水分和电解质的平衡，代谢生理活动所产生的废物，并排于尿中，但在行使这些功能时，需要足够的水分来进行辅助。

对　　让宝宝养成多喝水的习惯，可以冲淡尿液，让尿液快速排出，不仅能预防结石，摄食太多盐时也有利于尿液变淡，从而保护肾脏。

维生素片代替蔬菜水果

错 很多宝宝只吃饭，不吃蔬菜水果，家长就用维生素片来代替蔬菜水果，这是错误的做法。因为蔬菜水果中的维生素是按一定比例存在的天然成分，是多种维生素的集合体，而维生素制剂多数是人工合成的。蔬菜水果中的叶绿素对人体的作用与维生素类似，蔬菜中还含有矿物质、微量元素、糖类、纤维素等非维生素类营养成分，这是维生素制剂无法比拟的。因此，想用维生素制剂代替蔬菜水果几乎是不可能的。

对 每个宝宝每天最好食用 9 种不同的果蔬，来调节身体营养平衡。不同蔬菜水果含有不同的营养元素，如梨、香蕉、大枣、桃、杏、柑橘等含钾较高，胡萝卜、韭菜、苋菜、菠菜等富含 B 族维生素等，这些营养元素可以相互作用，平衡营养，有效预防各种慢性病的发生。

口对口喂食

错 成人口腔里存在许多细菌、真菌，把食物嚼烂了再喂给宝宝吃就很容易将大人口腔中的细菌、真菌等传给宝宝，这些微生物会导致抵抗力相对较差的宝宝生病。最常见的是真菌感染引起的鹅口疮；其他细菌也可能导致宝宝咽部感染、气管发炎等。而且，经消化道传播的疾病，如甲肝等，有可能通过口对口给宝宝喂食传染给宝宝。所以，将食物嚼烂了再喂宝宝的做法是错误的。

对 给宝宝喂食时，可以准备两把勺子，先用自己的勺子品尝，再用宝宝专用勺喂宝宝，尽量避免用嘴接触宝宝的餐具或食物。用奶瓶喂奶时，可用手背试温度而不要直接吸吮奶嘴。在亲吻宝宝时，最好不要嘴对嘴亲吻，以免把疾病传染给宝宝。

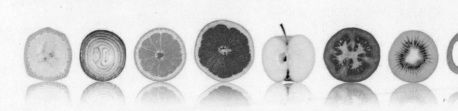

用饮料代替开水

错
各种饮料都含有合成色素和防腐剂，过量摄入会干扰机体内多种酶的活性，从而影响糖、蛋白质、脂肪的代谢，对宝宝生长发育不利。

对
少喝饮料，多喝开水。烧开后自然冷却的凉开水，不仅能清除体内"垃圾"，维持机体内环境的平衡，还能提高机体免疫功能，有助于新陈代谢。

过度给宝宝进补

错
宝宝还不会吃饭时，给宝宝补钙、补铁、补锌等，宝宝会吃饭了又开始喂大鱼大肉，事实上，给宝宝过多进补不一定对宝宝有好处。

对
对婴儿来说，母乳是最好的营养，而对会吃辅食的宝宝来说，营养均衡、荤素搭配才有利于宝宝的成长。如果担心宝宝缺乏某些元素，一定要经过检查，在医生的指导下食用相关制剂。

项目	危害	解析
过量补钙	造成钙沉积	过量补钙，宝宝吸收、消化不了，会造成钙沉积，导致宝宝出现肾结石、胆道或泌尿系统结石
过量补锌	易致锌中毒	宝宝补锌过量会造成中毒，表现为食欲减退、精神萎靡、上腹疼痛，甚至造成急性肾衰竭。宝宝补锌一定要在医师检查指导下，确定科学的服用剂量，以确保安全可靠
过量补鱼油	易致高钙血症	鱼油富含维生素 D、维生素 A。维生素 D 摄入过量，宝宝机体钙吸收增加，会导致高钙血症，表现为不想吃东西、表情淡漠、皮肤干燥、呕吐、多饮多尿、体重减轻等
过量补参	害处多	健康宝宝服用人参会出现兴奋、激动、易怒、烦躁、失眠等神经系统功能亢进症状。人参可促进人体性腺激素分泌，健康宝宝长期补参会导致性早熟。服参过多对心脏也有害，可导致宝宝心肌收缩力减弱，血压、血糖降低，严重者可危及生命

正确喂养，提高宝宝免疫功能

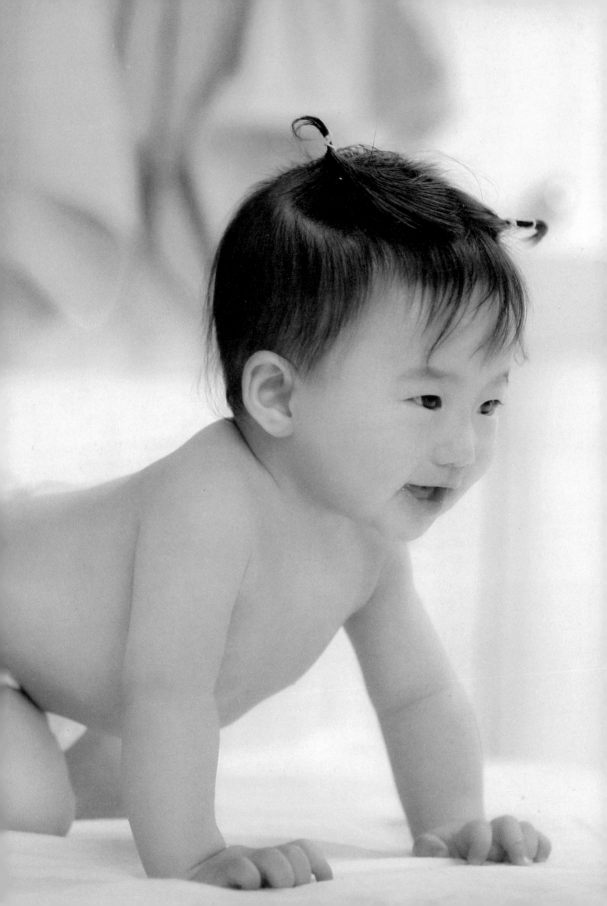

PART

3

新生宝宝常见病
预防调理

吐奶
溢奶

生理性莫惊慌，病理性要重视

多数宝宝在出生两周后，会经常吐奶。在宝宝刚吃完奶，或者刚被放到床上，奶就会从宝宝嘴角溢出。吐完奶后，宝宝并没有任何异常或者痛苦的表情。这种吐奶是正常现象，也称"溢乳"。

宝宝吐奶溢奶病因解析

宝宝吐奶溢奶主要有以下几方面的原因。

1. 宝宝的胃呈水平状，入口的贲门括约肌弹性差，容易导致胃内食物反流，从而出现溢乳。

2. 宝宝的胃容量小，如果吃太多，其胃容纳不下那么多的奶量，就容易吐出来。

3. 喂奶方法不当。有些妈妈乳头过小，或人工喂养时奶瓶的奶嘴未充满奶，宝宝在吃奶的过程中因用力吮吸而吸入空气，当喂饱后，随着宝宝打饱嗝把奶水一起带出来。

4. 有的宝宝吃奶比较快，会在大口吃奶的同时咽下大量空气，平躺后这些气体会从胃中将食物一起顶出来。

如何预防宝宝吐奶溢奶

1. 给宝宝喂奶时，一次不宜喂太多，间隔时间也不宜过密。

2. 母乳喂养的宝宝吃奶时，要含住整个乳晕，避免吸入过多空气；如果奶流过急，可用拇指和示指夹住乳房以控制奶流速度，这样可避免宝宝因吃奶过急引起胃部痉挛而导致吐奶或溢奶。

3. 人工喂养的宝宝吃奶时，要让奶汁充满奶嘴，以免宝宝吸入空气；要确保奶嘴上的孔既不太大也不太小；当将奶瓶翻转时，如果有几滴奶液流出，则表明奶嘴开口大小合适。

4. 喂完奶后，竖抱宝宝，让宝宝趴在妈妈的肩头，轻轻用手拍打宝宝的后背，直到宝宝打嗝为止。

5. 喂完奶后，不要过分推挤宝宝腹部，更不能逗宝宝笑。

6. 喂奶后，即使宝宝便便了，也不要忙着更换，稍过一会儿再换。

7. 用东西（不要用枕头）将婴儿床的头部垫高，使宝宝仰卧，这将使宝宝的头部高于胃部，可以防止宝宝因在睡眠中吐奶而引发窒息。

宝宝吐奶溢奶的家庭护理

吐奶和溢奶是新生宝宝常见的一种现象，一般不需要采取特殊的治疗方式，家人只要照顾得当，就会使这一现象减少，随着新生儿月龄的增长，这种现象就会慢慢消失。

1. 喂奶前尽量避免宝宝大哭，大哭易使空气进入胃内，更容易引起溢奶，故应先让宝宝安静下来再喂奶。

2. 因为新生宝宝溢奶是一种正常的生理现象，所以家人要准备应对新生宝宝溢奶的物品，如干净的纯棉毛巾、衣服、清水、脸盆等。宝宝溢奶后，应先用干净的毛巾把溢出的奶擦拭干净，待宝宝不再溢奶，再把弄脏的衣服、小被褥换掉进行清洗，晾干备用。

3. 肩上垫一条毛巾，然后将宝宝抱直，伏于妈妈肩膀上，用手轻轻拍打或向上将宝宝的背部。

4. 将宝宝放在大腿上，用一只手固定宝宝头部的同时，也承托住宝宝的胸部和下巴，再用另一只手轻轻地拍打宝宝的背部，宝宝打出嗝即可。

什么情况下必须就医

需注意，如果吐奶的次数太多，就应该赶快找医生诊断处理，因为有些肠胃道疾病，如胃食管逆流、胃和十二指肠交接的地方狭窄，或是十二指肠狭窄等，都会造成反复吐奶的现象。如果没有进行及时处理，可能造成吸入性肺炎。

喂完奶后，让宝宝趴在妈妈的肩头，轻轻用手拍打宝宝的后背，帮宝宝排出胃里的气体。

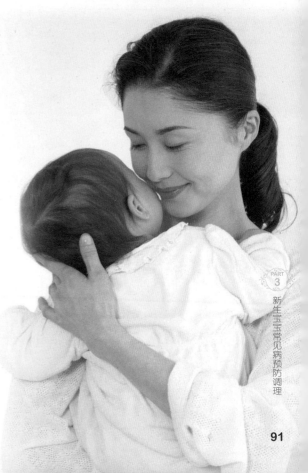

夜啼

入夜则啼，爸妈心难安

宝宝白天很安静，一到晚上就啼哭，有的宝宝一夜之间哭两三次，这就是小儿夜啼。

宝宝夜啼小信号

小儿夜啼有生理性和病理性两种。

症状
哭声响亮，宝宝精神状态和面色正常，食欲良好，无发热等。

生理性夜啼

致病原因
生物钟颠倒所致。

致病原因
宝宝患有某些疾病而引起不适或痛苦。

病理性夜啼

症状
突然啼哭，哭声剧烈，尖锐或嘶哑，呈惊恐状，四肢屈曲，两手握拳，哭闹不休。有的宝宝还会烦躁、精神萎靡、面色苍白、吸吮无力甚至不吃奶。

如何预防宝宝夜啼

1. 让宝宝养成良好的作息规律，对生物钟颠倒的宝宝要及时进行纠正，白天不要让宝宝睡眠过多，晚上则要避免宝宝临睡前过度兴奋而不易入睡。

2. 宝宝的卧室内外都要保持安静，并且温度适宜。

| 良好的作息规律 | | 卧室内外都要保持安静、温度适宜 | | 有效预防夜啼 |

宝宝夜啼的家庭护理

如果确定宝宝没有身体上的问题，父母就不要急躁，不要过分哄。妈妈不要过分上火唠叨，爸爸更不要因为妈妈着急就越发急躁。在这种环境下，宝宝会越哭越厉害，而且会与日俱增。1~2个月的宝宝已经能够感觉到爸爸妈妈的语气。愤怒和抱怨的语气会使安静的宝宝变得烦躁，会使快乐的宝宝哭起来。父母应心平气和地对待宝宝的哭闹，如果只是单纯哭闹，而没有其他异常，可拍拍宝宝，让他慢慢安静下来。

什么情况下必须就医

如果宝宝是病理性夜啼，就需要去医院就诊，查清病因，以免耽误病情。

应对疾病这样吃

宜食

为宝宝补充维生素D，多晒太阳，可以缓解夜啼。

有的宝宝半夜哭泣是因为饿了，在睡觉前只要多喂些奶，夜里就不会哭。有些已经习惯了半夜必须喝一次奶，只要保证夜里给他奶喝就行。

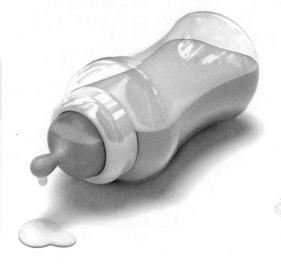

PART
3

新生宝宝常见病预防调理

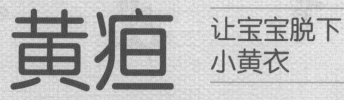

黄疸

让宝宝脱下小黄衣

新生儿黄疸是指新生儿时期由于胆红素代谢异常引起血中胆红素水平升高而出现全身皮肤、眼巩膜等发黄的症状。包括生理性与病理性两种，后者又称高胆红素血症。

宝宝黄疸小信号

新生儿黄疸，分为生理性黄疸和病理性黄疸两种。生理性黄疸为轻度黄疸，属于正常现象。病理性黄疸是由多种原因引起的一种疾病。

致病原因
由于新生儿血液中胆红素释放过多，而肝脏功能尚未发育成熟，无法将全部胆红素排出去，胆红素聚集在血液中，即引起了皮肤变黄。

生理性
黄疸

发生概率
60% 的宝宝在出生 72 小时后，会出现生理性黄疸。

出现部位
这种现象先出现于脸部，进而扩散到身体的其他部位。

致病原因

妈妈与宝宝血型不合导致的新生儿溶血症，婴儿出生时有体内或皮下出血，新生儿感染性肺炎或败血症，新生儿肝炎，母乳性黄疸，胆道闭锁导致的阻塞性黄疸，等等。

病理性
黄疸

症状

出生后24小时内即出现黄疸，3周后仍不消退，甚或持续加深，或消退后再次出现；黄疸程度重，呈金黄色；发病时还伴有体温不正常、食欲不佳、贫血等症状。

出现部位

黄疸遍及全身，手心足底也有较明显的黄疸。

如何预防宝宝黄疸

1. 新生儿病理性黄疸重在预防，如孕期防止弓形体、风疹病毒的感染，尤其是在孕早期防止病毒感染。

2. 新生儿出生后要防止败血症的发生，出生时必须接种乙肝疫苗。

3. 妈妈和宝宝都应尽量避免接触能诱发溶血的药物、化学物品，禁用可诱发溶血性贫血的氧化剂类药物。

早期防止
病毒感染

接种乙肝
疫苗

避免接触诱发
溶血的药物、
化学物品

有效预防
黄疸

宝宝黄疸的家庭护理

● 生理性黄疸

生理性黄疸属于正常现象，不需要治疗，一般在出生 14 天后会自然消退。

1. 很多母乳喂养的宝宝，由于母乳的原因，黄疸消退得会慢些，可以暂停母乳 3~5 天。

2. 若黄疸程度较严重，可根据医生诊断采用光照疗法。

> **Tips**
>
> 新妈妈一定要让宝宝多吃些初乳，不但能够满足新生儿生长发育的所有需要，增强免疫功能，还有促进脂类排泄的作用，能减少黄疸的发生。

● 病理性黄疸

如果是严重黄疸的新生儿，父母应警惕核黄疸（由于胆红素沉积在基底神经和脑干神经核而引起的脑损伤）的发生。下面介绍一些护理病理性黄疸的方法。

1. 使新生儿尽早排出胎便，因为胎便里含有很多胆红素，如果胎便排不干净，胆红素就会经过新生儿特殊的肝肠循环被重新吸收到血液里，使黄疸变重。

2. 注意给新生儿补充水分，促使其排尿，这样有利于胆红素的排泄。

3. 白天让新生儿在窗户旁接受自然阳光的照射，抱新生儿到阳台上晒太阳，但要避免强光直射宝宝眼睛。

什么情况下必须就医

当黄疸程度过高或者持续不退时，就需要就医，以判断宝宝是不是病理性黄疸。即使不是病理性黄疸，如果宝宝黄疸过高也一定要及早就医，否则有可能对新生儿智力产生影响。

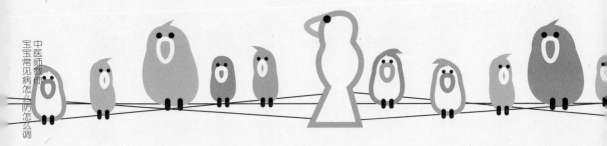

中医师教你
宝宝常见病怎么防怎么调

宝宝嘴巴里恼人的小"雪花" 鹅口疮

鹅口疮又称"雪口病"，是新生儿期比较常见的一种口腔炎症，多见于营养不良、体质虚弱、慢性腹泻的宝宝。有时也常继发或并发于呼吸道、胃肠道病变。诱因有口腔不清洁、先天性营养不良等。

宝宝鹅口疮小信号

宝宝患了鹅口疮通常会出现以下症状。

1. 口腔内壁充血发红，有大量白雪样、针尖大小的柔软小斑点，不久即可相互融合为白色或乳黄色斑块。

2. 重者全部口腔黏膜都被乳凝块覆盖，甚至可累及咽部、食管、肠道、喉、气管、肺等。

3. 严重时宝宝爱啼哭，烦躁不安，胃口不佳，哺乳困难，有时伴有轻度发热。

如何预防宝宝鹅口疮

1. 宝宝的奶瓶、奶嘴、碗、勺要专用，每次用完后需消毒。

2. 哺乳期的妈妈应注意清洗乳晕、乳头，并且要经常洗澡、换内衣、剪指甲，抱宝宝时要先洗手。

3. 每次哺乳时间应少于 20 分钟。

4. 每次给宝宝喂完奶后，再喂些温开水，以冲净口腔内残留的奶汁，防止真菌生长。

5. 不要用嘴直接给宝宝喂水，不要用不洁的布擦洗宝宝的口腔。

6. 进行户外活动，提高抵抗功能。

7. 被褥要经常拆洗、晾晒，洗漱用具要和大人的分开，并定期消毒。

宝宝鹅口疮的家庭护理

患鹅口疮期间最好停用安慰奶嘴，或借此期间戒掉该习惯，否则会刺激病灶，使病程延长。

用药指导

用 2%~3% 的碳酸氢钠为宝宝清洁口腔，并在宝宝的患处涂些冰硼散或硼砂甘油，每天涂 3~4 次。

什么情况下必须就医

确认宝宝患了鹅口疮后，应在医生指导下用制霉菌素进行治疗。

PART 3

新生儿结膜炎

使宝宝眼难睁

有些新生儿出生后，眼睛里会出现黄白色的分泌物，这些分泌物大多集中在眼角内外侧，而且有越来越多的趋势。有些宝宝一觉睡醒后，黄白色分泌物会把眼睛糊住，使眼睛很难睁开。这就是"新生儿结膜炎"。

新生儿结膜炎小信号

新生儿一般在出生后 2~3 天出现症状，表现为两侧眼睑红肿，同时伴有分泌物，一开始为白色，很快会转变为脓性，出现黄白色带脓性的分泌物。

病因解析

1. 新生儿经产妇阴道娩出时，被阴道内的病菌侵入感染导致结膜炎。

2. 如果发生胎膜早破的现象，胎儿也会受到细菌的感染而导致结膜炎。

3. 宝宝出生后，由于妈妈或护理人员不小心，将手指或毛巾上的细菌带给宝宝，使宝宝眼部受到感染而导致结膜炎。

如何预防新生儿结膜炎

家人在照料新生儿时，一定要保持双手及衣物的清洁，千万不能用不干净的手帕擦洗宝宝的脸部及眼睛。

新生儿结膜炎的家庭护理

1. 如果宝宝的眼部有分泌物，或已患有结膜炎，可用消毒棉球蘸些温开水湿敷在眼上（以不往下滴水为宜），待分泌物湿润后，用湿棉球从眼内侧向眼外侧将分泌物轻轻擦去，切忌来回擦拭。

2. 用过的棉签、棉球要扔掉，不可重复使用。每次清除宝宝眼部的分泌物之后，家人都要用流动的清水将双手洗净。宝宝用过的毛巾、手帕要进行消毒处理。

3. 新生儿单眼发病，可让其向患侧卧位，避免分泌物流入健侧眼内。

用药指导

如果分泌物多时用生理盐水把分泌物冲洗干净。使用 0.25% 的氯霉素滴眼液或 10%～30% 的磺胺醋酸钠滴眼液滴眼，视结膜炎轻重程度安排滴眼频度，急性较重一般每 2 小时一次，一般结膜炎每天 4～6 次。睡前涂抗生素眼膏，常用 0.5% 的红霉素眼膏，不要包盖和热敷。

什么情况下必须就医

宝宝一旦患了新生儿结膜炎，须及时治疗，否则会影响视力。

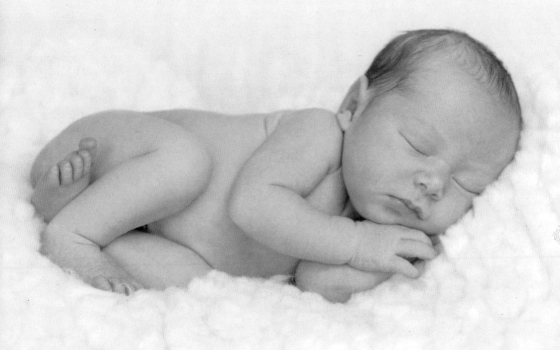

新生儿肺炎

不易察觉危害大

肺炎是新生儿期的一种常见病、易发病，危害很大。由于新生儿肺炎的症状较成年人不甚明显，所以不易察觉。父母在照护新生儿，尤其是早产儿时，采取科学的护理方法才能避免肺炎的发生。

新生儿肺炎小信号

由于新生儿肺炎是新生儿期常见的一种疾病，且不易觉察、危害大，所以需要父母对此有一定的了解，以便预防和及时发现病情，及时治疗。

● 新生儿肺炎常见症状

	症状
肺炎初期症状	精神状态不佳、发热、咳嗽、呼吸表浅或不规则，深吸气时能听到细小水泡音，也有不发热而咳喘重者
伴随症状	除呼吸道症状外，可伴有精神萎靡、烦躁不安、流鼻涕、哭声低微、食欲不振、哆嗦、腹泻、拒奶、吐奶、呛奶等症状
重症症状	重症时会因呼吸困难而出现气促、嘴唇发绀、鼻翼翕动、三凹征、心率增快等症状
早产儿症状	早产儿患肺炎后很少有咳嗽的症状，除了气急、萎靡、少哭、拒奶之外，还有口吐白沫，口周三角区发青、呻吟及点头样呼吸

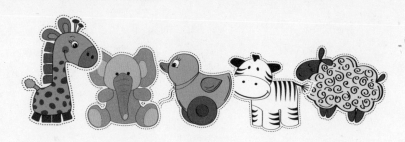

判断宝宝是否患肺炎的方法

1. 数呼吸法：在宝宝情绪稳定的情况下，如果每分钟的呼吸次数等于或超过60次（数的时候1次呼气加上1次吸气才算1次，如果将呼气、吸气各算1次就错了），就有可能患了肺炎，也可能比肺炎更严重，家人应立即带宝宝去医院就诊。

2. 观察胸凹陷法：新生儿患了肺炎后，需要比平时更用力吸气才能完成一次气体交换，所以吸气时可以看到胸壁下端明显向内凹陷，医学上称为胸凹陷。家人最好在宝宝睡觉时仔细观察，如果宝宝既出现呼吸浅、快，又有明显的胸凹陷现象，就说明宝宝可能患了肺炎，应立即就医进行治疗。

● 辨别不同肺炎

新生儿肺炎通常有两种情况，一种是吸入性肺炎，一种是感染性肺炎。此外，败血症也可引起肺炎。不论属于哪种类型，如果病情严重都会产生一定的危险性，病菌有可能会播散到宝宝的全身，从而引起脑膜炎等更严重的并发症。

吸入性肺炎

致病原因
由于种种原因引起胎儿宫内缺氧，胎儿缺氧后，会在子宫内产生呼吸动作，就可能吸入羊水。

羊水吸入性肺炎

发生时间
宝宝出生前和出生时。

致病原因
由于种种原因引起胎儿宫内缺氧，胎儿缺氧后，会在子宫内产生呼吸动作，就可能吸入胎粪。

胎粪吸入性肺炎

发生时间
宝宝出生前和出生时。

致病原因
由于新生宝宝，特别是一些出生时体重较轻的宝宝，口咽部或食管的神经反射不成熟，肌肉运动不协调，会发生呛奶或乳汁反流现象，乳汁被误吸入肺内，误吸的乳汁越多，症状越重。

乳汁吸入性肺炎

发生时间
宝宝出生后2周以上。

多发宝宝
早产儿、体弱儿。

致病原因
孕妈妈在怀孕过程中感染了某种病毒或细菌，通过血液循环进入胎盘，进入胎儿的血液。

感染性肺炎

致病原因
与免疫功能低下、保暖不当或与患呼吸道感染者接触等有关。

宫内感染 ➡ **发生时间**
孕期

发生时间
新生儿出生后的任何时间

出生后感染

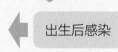

如何预防新生儿肺炎

1. 分娩时，如果孕妈妈出现异常分娩或临产感染，应隔离观察新生儿，必要时可使用抗生素。

2. 新生儿的房间应保持清洁，宝宝用品应经常消毒处理，尤其是哺乳用具。衣被、尿布要柔软、干净，经常清洗、暴晒。

3. 注意室内空气流通，避免受凉，衣被适度，室温不宜过高。

4. 新生儿抵抗力低，家人中若有患感冒的，宝宝就有可能被传染，进而发展为肺炎。所以家人要积极预防感冒。

5. 勿让宝宝与发热、咳嗽、流涕的患者接触。妈妈若有呼吸道感染，喂奶时须戴口罩，若病情严重，应暂时改为人工喂养。

6. 家人不要经常亲吻宝宝，以免传染病菌。

7. 采用正确的喂养方法，避免宝宝呛奶。

新生儿肺炎的家庭护理

如果宝宝患了肺炎，不要慌张，此病虽发病率高，但若及时到医院就诊，得到合理治疗和护理，治愈率较高。父母一旦发现宝宝有肺炎的症状，应及时去医院就诊，确诊后要密切观察宝宝的体温变化、精神状态、呼吸情况，同时还应做好家庭护理工作。

● 严密观察

严密观察宝宝的病情，注意心率、呼吸、面色等，一旦发生口吐白沫等不良反应，必须马上就医，进行急救。

● 良好的环境

室内环境应该保持清新、安静，使宝宝得到很好的休息，有利于病情的好转。房间要经常通风、打扫。打扫房间时要用湿抹布或拖布，防止尘土飞扬。室内温度宜保持在 18~20℃，相对湿度为 55%~65%，如果室内太干燥，可放一个加湿器。

● 注意降温或保暖

发热的宝宝应进行降温，体温不升的宝宝应保暖，必要时置于保温箱内。

● 增强宝宝自身抵抗力

应为宝宝补充足够的热量、营养和水分，使其身体机能更稳定，增强抵抗疾病的能力。如果宝宝吸奶困难，可以采用滴管或小勺，一滴滴地喂宝宝奶喝。

● 多翻身

经常给宝宝翻身，这样能预防肺内分泌物堆积，改善受压部位肺扩张。

● 轻拍背部

抱起宝宝，让其趴在妈妈的肩上，由下而上、由外周向肺门轻轻拍打宝宝背部，可使小气道分泌物松动，易于进入较大气道，有利于促进肺循环，使宝宝呼吸顺畅。

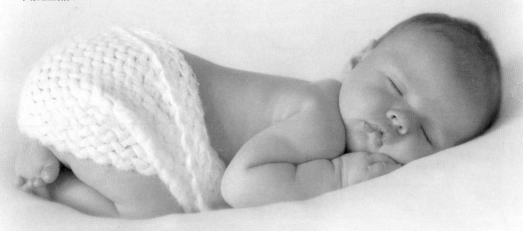

● 保持呼吸道通畅

及时为宝宝清除鼻内的分泌物并吸痰，以保持呼吸道通畅。

● 及时抢救

由于新生儿抵抗力较差，因此病情容易反复，当家长发现宝宝呼吸快、呼吸困难、面色苍白或发绀、口唇四周发青时，说明宝宝已缺氧，此为病情加重的表现，必须及时供氧抢救。

什么情况下必须就医

家人一旦发现宝宝出现精神状态不佳、呼吸困难、拒奶、吐奶或呛奶等症状，应立即就医诊治，以免延误病情。

医院救治方法

新生儿肺炎在医院治疗时，一般可采取下列方法。

● 可用抗生素

对细菌性肺炎，最好根据病原体选用抗生素。如无条件，一般可用青霉素或氨苄西林（须做皮试）。

● 对症治疗

要根据具体情况，采取镇静、吸氧、纠正酸中毒等方法进行对症治疗。

● 超声雾化吸入

有利于分泌物的排出。

● 支持疗法

为增强抗病能力，对重症患儿可输入血浆。

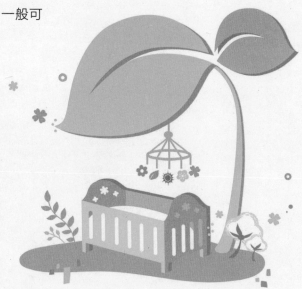

润滑肠道排便畅

新生儿便秘

如果便便在结肠内积聚的时间过长，水分就会被过量地吸收，导致粪便过于干燥，造成排便困难。如果宝宝的便便比较干结、偏硬、颜色发暗，就可能是便秘了。

新生儿便秘小信号

正常新生儿最初每天的大便次数为 3～6 次，过几周后，可能会减少到每天 1～2 次。但有时候宝宝两天才有一次大便。这就要引起爸爸妈妈们的注意了。

● 新生儿几天不大便不一定是便秘

新生儿由于排便机制尚未发育成熟，所以无法定时排便，常常要等大便积累得很多，直肠壁的神经感受到膨胀压力，才会引发反射性的解出。这就是有些宝宝几天才解一次大便的原因。母乳喂养的宝宝由于对母乳中的营养吸收比较完全，大便量较少，反而会好几天才排一次便，不一定随吃随排。

判断新生儿是否便秘的方法是观察宝宝大便的性状。如果性状正常，几天不大便也属正常。

病因解析

病因	解析
妈妈的不当饮食	妈妈所吃的食物会对宝宝造成很大影响。如果妈妈经常吃辛辣的食物，就会引起宝宝便秘
排便习惯	没有养成定时排便的习惯。如果该排便时宝宝正在玩耍，就会抑制自己的便意。久而久之，宝宝的肠道会失去对便便刺激的敏感性，使便便在肠内停留过久，变得又干又硬

病 因	解 析
疾病影响	肛门狭窄、肠管功能不正常、先天性肌无力、先天性巨结肠等疾病也会造成宝宝便秘
精神因素的影响	如果宝宝受到突然的精神刺激（如惊吓或生活环境改变等），也会出现暂时的便秘现象
乳量不足	宝宝的消化道肌层发育尚不完全，如果宝宝吃奶太少或呕吐较多，可引起暂时性的无大便，同时还可能伴有吐奶现象

如何预防新生儿便秘

1. 清晨起床后，养成给宝宝饮温开水的习惯，能帮助促进宝宝肠蠕动。

2. 妈妈在进行配方奶粉的调配时，要按照说明书来，不能随意提高浓度。

3. 定时排便。每天早晨喂奶后，可以诱导宝宝排便，以培养宝宝定时排便的好习惯。排便时要注意室内温度，并注意不要让宝宝产生厌烦或不适感。

4. 保证足够的活动量。每天都要保证宝宝有一定的活动量。爸爸妈妈可以多抱抱宝宝或揉揉宝宝的腹部，不要让宝宝长时间单独待在婴儿床上。

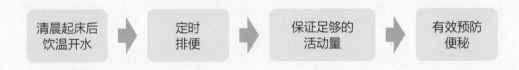

清晨起床后饮温开水 ➡ 定时排便 ➡ 保证足够的活动量 ➡ 有效预防便秘

新生儿便秘的家庭护理

出现便秘后，干硬的便便刺激肛门会使宝宝产生疼痛和不适感。有的宝宝因为害怕疼痛，不敢用力排便，会使便秘越来越严重。如果大便长时间存留在宝宝体内，会形成毒素堆积，影响宝宝正常的新陈代谢，还会使宝宝产生营养不良、抵抗力下降等健康问题。具体治疗方法如下。

● 按摩法

手掌向下，平放在宝宝脐部，按顺时针方向轻轻推揉，可以加快宝宝的肠道蠕动，促进排便，有助于消化。

● 开塞露法

将开塞露的尖端封口剪开（管口处如有毛刺一定要修光滑），先挤出少许药液润滑管口，以免刺伤宝宝肛门；接着让宝宝侧卧，将开塞露管口插入其肛门，轻轻挤压塑料囊，将药液注入肛门内；拔出开塞露空壳，在宝宝肛门处夹一块干净的纸巾，以免液体溢出。

● 肥皂条法

洗净双手，将肥皂削成铅笔粗细、长约3厘米的圆锥形肥皂条。先用少量水将肥皂条润湿，再缓缓插入宝宝肛门内。尽量让肥皂条在肛门内多停留一段时间，以达到充分刺激肠道的效果。

● 甘油栓法

将手洗干净，将圆锥形甘油栓的包装纸打开，轻轻塞入宝宝肛门，然后轻轻地按压，使甘油栓尽量在宝宝的肛门内多待一会儿，等甘油栓充分融化后再帮助宝宝排便。

用药指导

适合婴幼儿服用的治疗便秘的口服药有妈咪爱、整肠生、金双歧片、四磨汤口服液等，具体用法及用量请遵医嘱。

什么情况下必须就医

如果宝宝是因肛门狭窄、肠管功能不正常、先天性肌无力、先天性巨结肠等疾病造成的便秘，应立即就医，及早诊治。

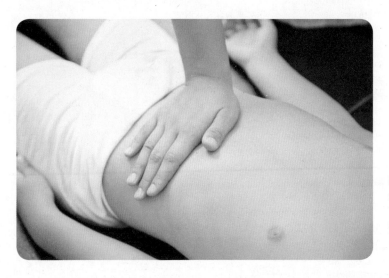

夜晚睡觉前，经常给孩子按揉肚脐，可以促进肠胃消化，预防便秘。

特效调理食谱

蜂蜜糊 （缓解便秘）

原料 儿童蜂蜜2滴，香油1小匙。

做法 用1滴水调匀2滴儿童蜂蜜，把1小匙香油调进去，调成糊状即可。

对症功效

蜂蜜可促进胃肠道对蛋白质和脂肪的消化，有效缓解便秘症状。

大厨支招

虽然儿童蜂蜜已经剔除了对宝宝不利的成分，但新生儿也要适量食用。

新生儿

中医师教你宝宝常见病怎么防怎么调

108

让宝宝泻立停

新生儿腹泻

腹泻是新生儿期常见的胃肠道疾病，又称为新生儿消化不良或新生儿肠炎。宝宝如果出现腹泻，家人便会不知所措。所以学习并掌握一些新生儿腹泻的护理方法非常重要。

新生儿腹泻小信号

患有腹泻的新生儿大便稀薄，并且水分含量多，呈蛋花汤样或为绿色稀便。腹泻严重者为水样便，粪质很少，同时排便次数增多，每日 5~6 次，甚至 10 余次。伴有轻微的发热症状、拒绝吃奶、身体松软等。

病因解析

1. 喂养不当

新生儿消化系统非常脆弱，如果给其喂食的奶粉过浓、奶粉不适合宝宝体质、奶液过凉、奶粉中加糖、过早添加米糊等淀粉类食物，都会引起腹泻。上述原因导致的腹泻有一定的特征，即大便含泡沫，带有酸味或腐烂味，有时大便中掺杂有消化不良的颗粒物及黏液，并伴有宝宝呕吐、哭闹的症状。

🔖 Tips

不同的喂养方式，有不同的腹泻判断标准

母乳喂养的宝宝：每天大便 7~8 次，甚至 11~12 次，外观呈厚糊状，有时稍带绿色。如果宝宝精神好、吃奶好、体重增长正常，就是正常的。

人工喂养的宝宝：如每天大便 5 次以上，或大便中出现像鼻涕状的黏液，或含大量的水分，应及时去医院检查治疗。

PART
3
新生宝宝常见病预防调理

109

2. 免疫功能低

新生儿免疫功能低，尤其是肠道的免疫功能更低。胎儿出生前，在无菌的子宫内生长，一般不会受到细菌及病毒的感染。可是出生后，外界细菌及病毒较多时，宝宝娇弱的身体会因抵抗力不强而受到感染。新生儿的肠道是最易受到感染的，很容易患感染性腹泻。

3. 蛋白质过敏

由蛋白质过敏引起的腹泻多发生于人工喂养的宝宝。有资料显示，7% 的新生儿对奶粉中的蛋白质过敏。另外，有遗传性过敏体质的新生儿更容易对奶粉中的蛋白质过敏。过敏性腹泻表现为大便混有黏液和血丝，伴有皮肤湿疹、荨麻疹、气喘等症状。

4. 感冒

新生儿患感冒时，通常也会伴有腹泻症状。因此，只要从根本上把感冒治好，腹泻也就自然而然地痊愈了。在这种情况下，应适当给宝宝补充液体，避免出现脱水。

5. 病毒或细菌感染

这是导致新生儿腹泻的常见因素，这种原因引起的腹泻具有很强的传染性，能在家庭和病房内传播。其中最具代表性的是肠道轮状病毒感染。这种腹泻占秋冬季节小儿腹泻的 70%～80%，所以人们又把它称为秋季腹泻。其最显著的特征是宝宝大便呈黄稀水样或蛋花汤样，量多，无脓血，同时伴有呕吐、发热等症状，若不及时处理可出现脱水现象，因此要格外注意。若大便有黏液脓血，则应考虑是否为细菌性肠炎。

如何预防新生儿腹泻

新生儿腹泻大多由细菌感染引起，所以预防工作很关键。

母乳是无菌的，而且母乳中含有多种抗体，能增强宝宝自身的抵抗力，尤其能促进宝宝肠道健康。如果妈妈不能母乳喂养，也要进行正确的人工喂养，要保持奶具的干净和卫生，同时采取正确的哺喂方法。

新生儿腹泻的家庭护理

1. 新生儿因感冒引起腹泻，可先从治疗感冒入手，并应注意适当给宝宝补充水分，避免出现脱水。要少量多次给宝宝喂水，便于胃吸收。严重脱水者要立即送医院静脉输液。

2. 如果是因为喂养不当所致的腹泻，并且不严重，应及时调整奶量，在 1~2 天内减少奶量，或把奶液稀释为原来的 1/2~2/3，一般可以奏效。但是不能长时间喂稀释奶，以免造成营养不良。

3. 由于排便次数较多，肛门周围的皮肤及黏膜会更加脆弱，要加强护理。每次为宝宝擦净大便后，也要用细软的纱布蘸水擦净肛门周围的皮肤，再涂些油脂类的药膏，并要及时更换尿布。宝宝用过的东西要及时清洗、消毒，并在阳光下暴晒，以免重复交叉感染。

4. 宝宝腹泻期间，要保护好宝宝的腹部，不能着凉，以减少肠蠕动。可以用热水袋敷腹部。

5. 新生儿在腹泻急性期一般不能耐受乳汁，此时给新生儿喂奶非但不能补充营养，反而会使病情加重，加速营养物质的丧失和消耗。因此，婴幼儿在急性腹泻期内最好短期禁食，使胃肠道得到适当休息，对疾病的恢复有利。但是禁食时间不宜过久，一般不超过 8 小时。

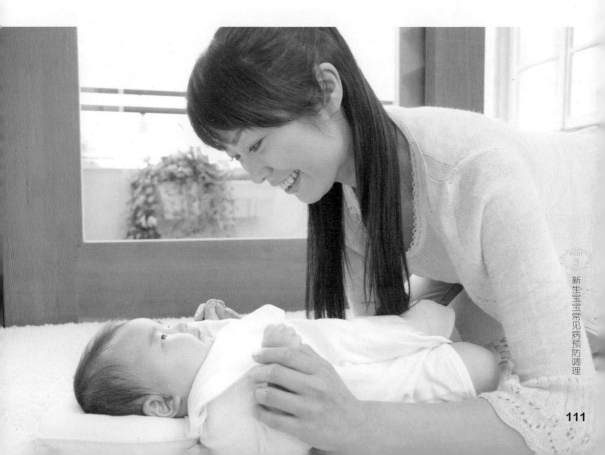

新生儿腹泻的按摩调理

如果病情不是很重而宝宝吃药又非常困难，父母可以给宝宝按摩，通过调整、改善、增强胃肠道的消化吸收功能，使腹泻停止。方法如下。

1. 让患儿仰卧，家长用一手掌面沿逆时针方向揉摩腹部，约15分钟。

2. 同上姿势，家长用中指按揉脐周。

3. 患儿取俯卧位，家长由上而下推脊柱及脊柱两侧肌肉隆起处，以发热为好。

4. 同上姿势，家长示指按揉尾骨端50次，再由上而下直推30次。

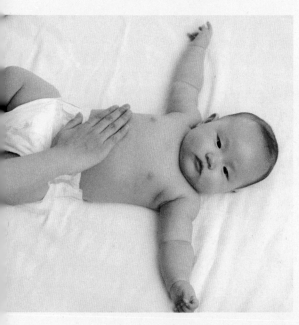

用药指导

宝宝腹泻期间，要注意适当补液。补液可采用世界卫生组织推荐的口服补液配方，医院或药店都有供应。也可服妈咪爱和蒙脱石散，前者调整肠道正常菌群，后者保护肠道黏膜。服用方法：妈咪爱每次1/3包，每日2次；蒙脱石散每次1/4包，冲水15毫升，每日2次。两种药交替使用。

什么情况下必须就医

如果宝宝的腹泻较重，大便有脓血，并伴有食量减少、呕吐、尿少等症状；大便呈稀水样，每天10~20次，伴有高热嗜睡等症状，甚至出现手足凉、皮肤发花、呼吸深长、口唇樱红色、口鼻周围发绀、唇干、眼窝凹陷等情况，千万不要大意，需要立即到医院输液抢救。

改善新生儿腹泻这样吃

宜食

吃母乳的宝宝，可继续母乳喂养，哺乳时间由每次5~7分钟，逐渐增加到10分钟以上。

人工喂养的宝宝可先喂浓度为5%~10%的米汤30~60毫升，每4小时1次，次日再喂配方奶。

查明原因最要紧

新生儿呕吐

新生儿呕吐是新生儿时期常见的症状之一。初为父母者常因宝宝发生呕吐而不安和忧愁，甚至为此去医院急诊就医的也不少。因此，学会识别新生儿呕吐是十分必要的。

新生儿呕吐小信号

新生儿呕吐之前见不到明显的恶心，呕吐时往往从口鼻一起喷出来，还可能因吸入气道而发生吸入性肺炎。

新生儿呕吐

呕吐之前往往可见到宝宝烦躁不安，呕吐时宝宝会面带痛苦，呕吐物经常从胃中喷冲而出。

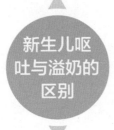

新生儿呕吐与溢奶的区别

溢奶

多数是从宝宝口角自然流出，宝宝无明显异常表现。

病因解析

引起新生儿呕吐的原因较多，最常见的是喂养不当，如吃奶过急、奶量过多等；人工喂养的宝宝可能是橡胶奶嘴洞眼太大或过小，使宝宝在吃奶时将大量空气吞入胃中而引起呕吐。

其他还有以下几种情况。

分娩时吞入含有胎粪或血液的羊水	环境温度过热或过冷造成胃肠道功能紊乱
服用某些药物对胃黏膜造成刺激	气管炎、肺炎或其他系统的感染引起
消化道内外感染，如支气管肺炎、流行性腹泻、败血症、脑膜炎等	感冒引起
	贲门松弛引起

外科疾病也不容忽视，应重点警惕各种消化道畸形，如先天性食管闭锁、幽门肥大性狭窄、先天性巨结肠、任何肠段产生的闭锁或狭窄等

新生儿呕吐的家庭护理

为了减少新生儿呕吐发生，一般在喂奶后将宝宝竖着抱起，伏在妈妈肩上轻拍其背部让他将吞入的空气吐出来，再轻轻放平向右侧卧即可。这种方式仅适用于轻微呕吐。

什么情况下必须就医

如采取上述措施仍无效果，或宝宝呕吐时伴有精神萎靡、发热或体温不升、呆滞拒食、眼窝下陷、皮肤干燥起皱、前囟门饱满、气促唇绀、口吐白沫、肤色暗淡带花纹、腹部膨胀、腹泻水样便或血性便、大便不通等任何一种情况都要十分重视，必须立即到医院就诊，查明原因，及时治疗。

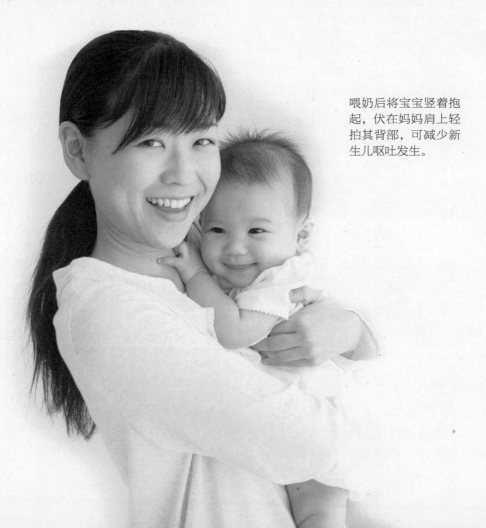

喂奶后将宝宝竖着抱起，伏在妈妈肩上轻拍其背部，可减少新生儿呕吐发生。

脐炎
细菌感染是元凶

宝宝出生后，脐带会被剪断，脐带的使命即宣告结束。但是，新生儿脐部特别容易滋生细菌，一旦护理不当，就会引起感染，轻则导致发炎，重则还会引起菌血症或败血症。因此，新手妈妈一定要精心护理。

宝宝脐炎小信号

初期	中期	重症
新生儿脐带脱落后，创口迟迟不愈，根部发红，脐窝湿润、流水。	脐带周围皮肤发生红肿，脐窝有黏液或脓性分泌物，有臭味。	出现脐部脓肿，波及大部分腹壁，同时伴有哭闹、高热、拒食、呕吐等症状。

病因解析

新生儿脐炎是一种急性脐周蜂窝织炎，可因金黄色葡萄球菌、大肠杆菌或溶血性链球菌等浸染脐部所致。主要包括以下两种感染途径。

1. 消毒处理不严

宝宝在妈妈的子宫里时，肚脐是吸收养分、排出废物的纽带。宝宝出生后，医生会切断脐带，留下2~3厘米长的脐带残端。宝宝在医院时，护士每天会对宝宝的脐部进行清洗、消毒。宝宝出院时，脐部残端尚未愈合，此时宝宝脐凹处可能会出现少量渗血或黏液，需要家人每天为其清洗消毒。如果消毒方法不正确，不是从脐的底部开始从内到外地进行，而是仅清洗脐部表面，甚至仅在血痂表面涂抹几下，就达不到消毒的目的。久而久之，宝宝的脐部就会滋生细菌、病毒，引起发炎。

2. 护理方法不当

宝宝的脐部皮肤黏膜非常柔嫩，且血管丰富，极易破损感染。如果家人缺乏对宝宝脐部护理的相关知识，使宝宝的脐部被大小便污染，也容易使宝宝的脐部发炎。

如何预防宝宝脐炎

1. 尿布不要遮盖住宝宝的脐部，及时为宝宝换下已经被大小便污染的尿布，以防污染脐部，导致新生儿脐炎的发生。

2. 洗澡时要注意保护宝宝的脐部，使其免受脏水的污染；洗完澡后，应拿消毒纱布或棉签将脐带周围的水分吸干。

3. 每天用75%的乙醇对脐带根部和周围皮肤进行消毒。用消毒棉签蘸取75%的乙醇擦洗脐部创面2次（上午1次，下午1次，不要过多使用）。注意擦洗时呈环形由内向外一次完成，不要用一根棉签反复涂擦，以免引起感染。

4. 脐带脱落后，需轻轻拨开脐孔，用乙醇棉球消毒刚脱落脐带的脐窝，然后用消毒纱布覆盖，以免被衣服或尿布擦伤。

5. 给宝宝使用痱子粉或爽身粉时，注意不要撒在脐窝处。

6. 纸尿裤应注意大小是否合适，不要使纸尿裤的腰际刚好在脐带根部，以免因摩擦造成脐带根部破皮、出血。

宝宝脐炎的家庭护理

1. 当宝宝脐部略有红肿（属于轻度发炎），或有少量黏液渗出时，可用消毒棉签揩净渗出物，然后用3%过氧化氢清洗，再用75%的乙醇棉球湿敷脐部，每天2次。

2. 如果室内温度较高（29~31℃），且阳光可照到室内，可将宝宝脐部暴露，在日光下晾晒，每日1次，每次10分钟。

3. 局部用灯光照射10分钟（要注意防止烫伤），有利于脐部的愈合。

4. 如有脓性分泌物，并带有臭味，应遵医嘱服用药物。

什么情况下必须就医

宝宝出生后5~15天，脐带残端会变干变黑，自动脱落。在脱落时，可能会有一点血迹，这是正常的。残端脱落后会留下一个小伤口，通常需要7~10天才能完全愈合。但是，如果宝宝出现发热、嗜睡、食欲缺乏或其他不适症状，一定要及时咨询医生，这有可能是脐部感染的信号。

小红屁股很恼人 尿布疹

宝宝粉粉嫩嫩的小屁股上长了尿布疹，又痒、又痛、又红，很不舒服。这恼人的尿布疹使宝宝寝食难安、精神不佳，体重也随之下降，让家人焦急万分。所以了解一些预防及护理的方法非常有必要。

宝宝尿布疹小信号

时 期	症 状
初期	皮肤发红，继而出现红点，直至出现鲜红色斑点，会阴部红肿，以后逐渐融合成片
重症	出现丘疹、水疱、糜烂，若合并细菌感染则会产生脓疱

发生部位：尿布疹常见于肛门周围、臀部、大腿内侧及外生殖器，甚至可蔓延到会阴及大腿外侧

病因解析

1. 刺激性食物

若哺乳的妈妈吃了某些刺激性食物，这些食物中的成分经乳汁喂给宝宝后，宝宝的皮肤会对这些食物产生反应。

2. 潮湿

宝宝的皮肤非常娇嫩，若排便后妈妈没及时为其清洗、换尿布，尿液和粪便中的细菌结合在一起，会分解形成带有刺激性的氨，导致宝宝患上尿布疹。

3. 感染

宝宝的臀部因裹着较厚的尿布或纸尿裤，温暖而潮湿，这种环境最适宜细菌及真菌的生长，导致宝宝出现尿布疹。

4. 摩擦或对化学物质过敏

由于尿布紧贴宝宝臀部的皮肤，当宝宝活动时，会因摩擦而产生尿布疹。如果宝宝对所使用的纸尿裤中的芳香剂或尿布洗涤剂格外敏感，也会生出尿布疹。有些尿布疹还可能是由于对护肤乳液或爽身粉过敏而导致的。

如何预防宝宝尿布疹

1. 宝宝大小便次数较多，尤其是母乳喂养的宝宝，有时候每天大便六七次。宝宝大小便后，要用温水冲洗一下小屁屁，并用干爽的毛巾擦干，让宝宝的臀部在空气中晾一下，待干后再包上尿片，保持皮肤干燥。

2. 如果给宝宝用的是纯棉尿布或纱布尿布，一定要质地柔软，应用弱碱性肥皂洗涤，并在阳光下暴晒灭菌。

3. 当宝宝腹泻时，大便次数会比较多，家长除了要及早治疗外，还应在给宝宝每天换尿布时，于臀部涂上防止尿布疹的药膏。

4. 要选择品质好、有超强的吸水力、柔软且无刺激性、透气性好的纸尿裤。

5. 不要把尿布或纸尿裤系得太紧，否则宝宝的小屁股就不能"呼吸"。不要给宝宝穿有塑料内衬层的套裤或其他不透气材料制成的衣物。

6. 喂母乳的妈妈不要吃刺激性或容易引起宝宝过敏的食物，否则可能会使宝宝患尿布疹。

7. 尽量选择母乳喂养。母乳喂养会增强宝宝的抵抗力，这样宝宝就会很少用到抗生素了，因为抗生素有可能会诱发尿布疹。

8. 给宝宝护理臀部时的纸巾一定要选用质量好的。

宝宝尿布疹的家庭护理

1. 让宝宝俯卧，解开尿布，使宝宝的臀部通风透气，让局部皮肤保持干爽，每天可进行数次。

2. 如果宝宝患有尿布疹，可改用柔软、吸水性强的尿布。

3. 纯棉质地的尿布要比纸尿布更适合宝宝的臀部，因为布尿布柔软、贴身、透气、干爽，如果宝宝患了尿布疹，父母应该尽量给宝宝使用棉质尿布。

4. 保持尿布垫干燥，并对尿布垫和尿布经常消毒，在日光下暴晒。

Tips

使用护臀霜或鞣酸软膏时注意只用很少一点点。在宝宝的屁屁上非常薄地轻轻地涂抹一层，然后轻轻拍打周围的皮肤帮助吸收。涂抹得过多过厚，容易造成毛孔堵塞，反而会加重臀红。

用药指导

● 轻度尿布疹

应在 26~28℃的室温下进行适当暴露，每天 2~3 次，每次 30 分钟，暴露后应沿肛周呈放射状涂擦护臀霜。

● 重度尿布疹

可涂抹氧化锌软膏或鞣酸软膏，皮肤出现破损处可用红霉素软膏，以达到抗菌效果。

什么情况下必须就医

宝宝小红屁股一般 3~4 天即可消退，如持续不退，肛周皮肤溃破，细菌会侵入，造成肛周脓肿，就应去医院就诊。

Tips

> **怎样为宝宝选择纸尿裤**
>
> 1. 有超强的吸水力
> 在选择纸尿裤时，应挑选那些含有高分子吸收体、具有超强集中吸收能力的。这样的纸尿裤被浸湿后，形成的凝胶能承受相当于自重 80 倍的液体，可把尿液锁在中间不回渗，因此能使宝宝的小屁屁保持干爽，从而预防发生尿布疹。
> 2. 柔软且无刺激性
> 宝宝的皮肤厚度只有成人皮肤的 1/10，角质层很薄，因此与宝宝皮肤接触的纸尿裤的表面应柔软舒适，就像棉内衣一样，包括伸缩腰围、粘贴胶布也应如此。而且，不应含有刺激性的成分，以免引起过敏。
> 3. 透气性要好
> 宝宝皮肤上的汗腺排汗孔仅有成人的 1/2 大，甚至更小。在环境温度增高时，如果湿气和热气不能及时散出，宝宝的屁屁就会潮湿，促发热痱和尿布疹。
> 因此，选择纸尿裤在考虑超强吸水力的同时，也要注意是否透气。如果虽然尿液被吸收了，但热气和湿气仍聚集在纸尿裤里，那也会使细菌生长，诱发尿布疹。

新生儿发热

找出病因对症调理

新生儿的体温一般在37.5℃以下，如果超过这个温度就说明新生儿在发热。

新生儿发热小信号

新生儿发热时，除了体温较高外，通常还伴有面红、烦躁、呼吸急促，吃奶时口鼻出气热、口腔发热发干、手脚发烫等症状。

病因解析

1. 环境温度过高

新生儿体温调节功能还没发育健全，体温会随着外界环境温度的变化而变化。这种发热一般只需调整环境温度即可，不需要治疗。

2. 感染性疾病所致的发热

疾病感染分为产前感染、产时感染和产后感染。不洁的阴道检查、羊水早破、第二产程延长及产时感染所导致的发热，一般发生在宝宝出生后1~2天。产后感染一般发生在产后1周左右，宝宝常因病毒、细菌、原虫、螺旋体、真菌等所引起的急性感染造成的呼吸道疾病、支气管炎、败血症、脓肿、皮肤脓疱等病症而发热。这种类型的发热应先找出发热原因，然后再对症治疗。

3. 脱水热

新生儿皮下脂肪少，皮肤面积相对较大，散热快、易脱水，尤其是在炎热夏天出生的新生儿，由于大汗、进奶少等因素，很容易发生脱水，随之出现体温升高（38~40℃）。此时的宝宝一般情况较好，精神反应正常，没有其他异常反应，在喂水或补液后体温会迅速下降，且发热的时间很少超过1天。

4. 无菌组织被破坏或坏死导致的发热

如烧伤、骨折、血肿、腹腔或胸腔内血液的吸收等原因引起的发热。

5. 生物制剂或药物引起的发热

血清、菌苗、异体蛋白或某些药物过敏也可引起宝宝发热。

新生儿发热的家庭护理

新生儿体温在38℃以下时，一般不需要处理，但是要多观察，多喂些水，几个小时后宝宝体温就可以恢复到正常。

如果体温在38~39℃，可以将包裹宝宝的衣物抖一抖，然后给宝宝盖上较薄些的衣物，使宝宝的皮肤散去过多的热量，室温要保持在15~25℃。

宝宝体温高于39℃时，可用酒精加温水混合擦拭降温，高热会很快降下来。酒精和温水的比例应为1：2。擦拭时可用纱布蘸着酒精水为宝宝擦颈部、腋下、大腿根部及四肢等部位。在降温过程中要注意，体温一旦开始下降，就要马上停止，以免矫枉过正，出现低体温。酒精可以使婴幼儿的体温急剧下降，所以要慎重使用。

在夏季降温过程中，要注意给宝宝喂白开水。因为宝宝在发热的过程中要消耗大量的水分，要及时补充。

在宝宝发热或退热后的48小时以内最好不要给宝宝洗澡。给发热的宝宝洗澡，很容易使宝宝出现寒战，有时还会发生惊厥。发热后宝宝的抵抗力极差，马上洗澡很容易遭受风寒，引起再次发热。

用药指导

退热药应在医生的指导下使用，切不可滥用，以免引起毒性反应。

什么情况下必须就医

如果宝宝持续高温不退，就要请医生检查宝宝发热的原因，进行治疗。另外，严重脱水的宝宝也需及时送医治疗。

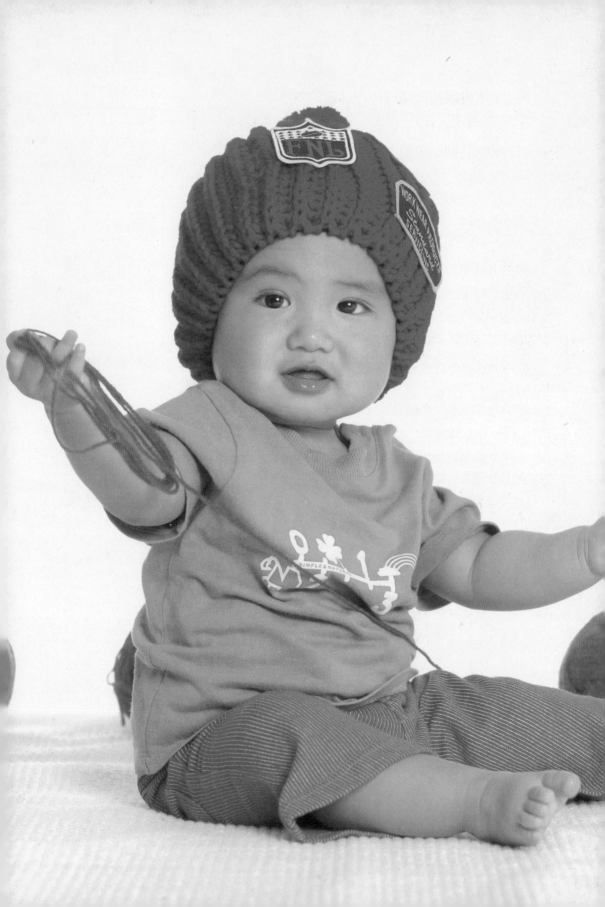

PART

4

婴幼儿常见病
预防调理

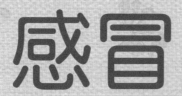# 感冒
特别容易光顾宝宝的呼吸道疾病

小儿感冒，也叫急性上呼吸道感染，是宝宝最常见的疾病，主要侵犯宝宝鼻咽部。鼻咽感染常可出现并发症，涉及邻近器官如喉、气管、肺、口腔、鼻窦、中耳、眼以及颈淋巴结等。有时鼻咽部原发病的症状已好转或消失，而其并发症可迁延或加重。

宝宝感冒小信号

宝宝感冒后，大多表现为流清水样鼻涕、打喷嚏、鼻塞、咳嗽。有些宝宝因鼻子不通气而张嘴呼吸，或者因烦躁而哭闹，大一些的宝宝会诉说咽部疼痛。常伴有发热，体温可高达 40℃，个别宝宝还会引起惊厥，或出现腹泻、腹痛、呕吐或食欲缺乏等症状。

● 辨别不同感冒

症状
战栗、发热、喉咙痛、肌肉痛、头痛、咳嗽、虚弱无力等。虽然普通感冒也有类似症状，但流感往往更严重，而且有时伴随呕吐。

流行性感冒（流感）

多发季节
秋冬季节大量流行。

致病原因
由黏液病毒科的 RNA 病毒引起。

症状

起病较急；怕冷怕风，甚至寒战，无汗；鼻塞，流清涕；咳嗽，痰稀色白；头痛，周身酸痛，食欲减退；大小便正常，舌苔薄白

多发季节
多见于冬春季

中医：风寒感冒
西医：病毒性感冒

致病原因
外感风寒所致

致病原因
夏季潮湿炎热，贪凉（如空调屋温度低）或过食生冷，外感表邪而致。

普通感冒（伤风）

致病原因
外感风热所致。

中医：
风热感冒
西医：
细菌性感冒

多发季节
多见于夏秋季

多发季节
多见于暑天

中医：
暑湿感冒

症状

高热无汗；头痛困倦；胸闷恶心；厌食不渴；呕吐或大便溏泄；鼻塞，流涕，咳嗽；舌质红，舌苔白腻或黄腻

症状

发热重；怕冷怕风不明显；鼻子堵塞，流浊涕；咳嗽声重，或有黄痰黏稠，咽喉红、干、痛痒；大便干，小便黄，舌苔薄黄或黄厚，舌质红

🧷Tips

宝贝体温计——可测耳温、额温

如果感觉宝贝发热了，可以用宝宝专用体温计测体温。但是测耳温、额温的时候，要避免耳道有过多的耳垢、额头有过多的汗水，否则会影响测量结果。

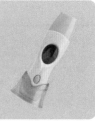

如何预防宝宝感冒

● 积极锻炼

利用自然因素锻炼体格十分重要，如经常开窗通风，进行户外活动和体育运动等，都是积极的方法，只要经常进行，就能增强体质，防止上呼吸道感染。

● 注意周围环境，避免发病诱因

衣服穿得过多或过少、室温过高或过低、天气骤变、环境污染和被动吸烟等，都是上呼吸道感染的诱因，应注意防范。

● 避免交叉感染

成人患者避免与健康儿接触。

● 饮食预防

宝宝日常的营养要全面，粗细搭配合理，荤素搭配适当。让宝宝多喝水，或者选择一些果蔬汁。在感冒多发季节让宝宝尽可能多地吮吸母乳，因为母乳不仅是宝宝体格和智力发育的最佳营养品，而且具有预防感冒的功效。人工喂养或混合喂养的宝宝，最好选择母乳化的婴儿配方乳。

 积极锻炼 ➡ 注意周围环境 ➡ 避免交叉感染 ➡ 饮食预防 ➡ 有效预防感冒

● 预防感冒的营养素

有效营养素	功效解说	摄取来源
维生素 A	冬春季节宝宝体内缺乏维生素A是患呼吸道感染疾病的一大诱因	胡萝卜、苋菜、菠菜、南瓜、红黄色水果、动物肝脏、奶类等。必要时可口服维生素A制剂，婴儿每日用量为 0.45～0.90 毫克，幼儿每日用量为 0.90～1.50 毫克
维生素C	维生素C有间接促进抗体合成、增强免疫功能的作用	西红柿、苋菜、红萝卜、红枣、红薯等红色果蔬
锌	锌元素是不少病毒的"克星"，在感冒高发季节多吃富含锌的食品有助于机体抵抗感冒病毒	肉类、海产品和家禽含锌最为丰富。此外，各种豆类、坚果类以及各种种子也是较好的含锌食品
铁	提高免疫功能，有效对抗感冒病毒	动物血、奶类、蛋类、菠菜、肉类等食品

Tips

预防感冒重要的是洗手而不是戴口罩

科学家证实，感冒是通过接触传染的。感冒病毒能在布手帕上存活1小时，在手上存活70小时，在硬质表面物上存活72小时。感冒患者擦鼻子时将活病毒沾到手上，再通过手把病毒转移到其接触的地方。健康人通过触摸这些沾染了病毒的物品，用手摸自己的眼睛、鼻子，便会染上感冒。由此可见，预防感冒重要的是洗手而不是戴口罩，应经常用肥皂给宝宝洗手，感冒时不要用手或手帕直接给宝宝擦鼻子，最好用消过毒的纸巾。

宝宝感冒的按摩调理

● 风寒感冒

重推三关穴（前臂桡侧，阳池至曲池成一直线）500 次；揉外劳宫（在手背侧，第 2、3 掌骨之间，掌指关节后 0.5 寸）100 次；双手提拿肩井穴部位（在大椎与肩峰连线的中点，肩部筋肉处）肌肉 5~7 次；用示指、中指揉二扇门（位于中指与无名指之间蹼缘）50 次。

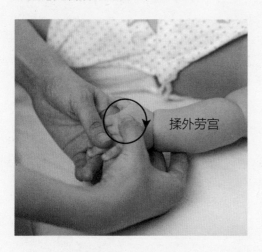

揉外劳宫

● 风热感冒

清肺经 300 次（自无名指掌面末节指纹推向指尖）；按揉大椎穴 150 次。

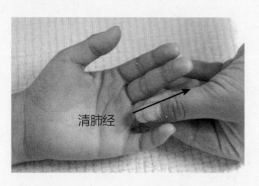

清肺经

宝宝感冒的家庭护理

宝宝感冒初期，或是体温不超过 39℃，或经物理降温有效的，可以先不用去医院，自己在家护理。但 6 个月以内的宝宝出现感冒症状，不论症状轻重，不要自行服药，最好去看医生。

● 充分休息

对于感冒，良好的休息是至关重要的，尽量让宝宝多睡一会儿，适当减少户外活动，别让宝宝累着。

● 让宝宝睡得更舒服

如果宝宝鼻塞，可以在宝宝的褥子底下垫上一两条毛巾，头部稍稍抬高。千万不要让两岁以下的宝宝直接睡在枕头上或将枕头垫在床垫下，这样很容易引起窒息或损伤颈椎。

● 为宝宝做个蒸汽浴

带上宝宝一起去浴室，打开热水或淋浴，关上门，让宝宝在充满蒸汽的房子里待上 15 分钟，宝宝的鼻塞定会大大好转。浴后别忘了立即为宝宝换上干爽的衣服。

● 保持空气湿润

可以用加湿器增加宝宝居室的湿度，尤其是夜晚能帮助宝宝更顺畅地呼吸。别忘了每天用白醋和水清洁加湿器，避免灰尘和病菌的聚集。

● 帮宝宝擤鼻涕

宝宝还太小，不会自己擤鼻涕，让宝宝顺畅呼吸的最好办法就是帮宝宝擤鼻涕。你可以在宝宝的外鼻孔中抹上一点凡士林油，往往能减轻鼻子的堵塞；如果鼻涕黏稠，可以试着用吸鼻器或将医用棉球捻成小棒状，沾出鼻子里的鼻涕；如果鼻子堵塞已经造成了吃奶困难，你可以在吃奶前15分钟用盐水滴鼻液滴鼻，过一会儿用吸鼻器将鼻腔中的盐水和黏液吸出，宝宝的鼻子就通畅了。

用药指导

宝宝感冒初期可以按儿童用量服用一些感冒冲剂。发热不超过39℃，先采用物理降温，超过39℃再用退热药。抗生素的使用不可自作主张，最好听从医嘱。因为感冒大多为病毒感染，滥用抗生素不但对病毒无效，而且会对宝宝身体产生毒害。

 应对感冒小偏方

生姜梨水 （驱寒润肺）

主治 小儿风寒感冒
材料 生姜5片，秋梨1个
做法 秋梨切片，与生姜一起煮，服梨片与汤。

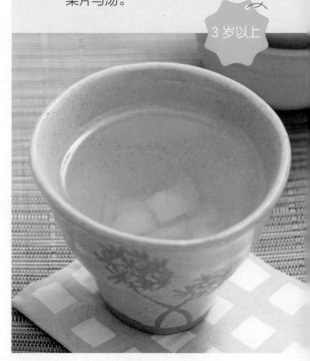

3岁以上

Tips

宝宝感冒不一定都是坏事，因为每次感冒都能使身体产生对这种病毒和与它有关的病毒的抗体，从长远看宝宝的机体因祸得福，获得了抗体。随着年龄的增长，宝宝患感冒的次数会逐渐减少。因此，家长不要因为宝宝稍微有点儿感冒的症状就马上去医院打针、输液，这样宝宝的机体会产生对药物的依赖性。6个月以上的宝宝在感冒初期最好采用物理降温法。

什么情况下必须就医

一般来说，宝宝发热39℃或以上并超过1天，经物理降温无效，或有咳嗽症状持续3天以上，或伴有皮疹、喘息、声音嘶哑、面色苍白有紫青色、明显的呕吐、腹泻、精神萎靡、食欲差等情况必须及时就诊。上述病情如果拖延下去，很有可能诱发肺炎、脑炎、心肌炎、肾炎等后果，其中除了肺炎预后较好外，其他炎症治疗起来都比较麻烦。因此，家长应及时带宝宝就医治疗。

此外，宝宝的精神状态是否良好，也是区别是否需要去医院就医的一个要素。

改善感冒这样吃

风寒感冒

1. 多吃新鲜蔬菜和水果，如胡萝卜、南瓜等，这些食物富含维生素和矿物质，能够增强宝宝抵抗力。

2. 吃一些和胃祛寒的食物也有助于风寒感冒的恢复。

风热感冒

1. 多喝水，防止汗液蒸发带走体内过多的水分。

2. 吃一些清凉去火的食物，如绿豆等，能够防止宝宝上火，有利于宝宝降低内热。

宜食

1. 多给宝宝吃一些维生素C含量较高的食物，如猕猴桃、苹果等水果，以及土豆、红薯、黄瓜等，增强宝宝免疫功能的同时，有助于身体恢复，而且还能促进宝宝的食欲。

2. 鸡汤可以减轻感冒的症状，不妨煲鸡汤让宝宝喝上一点。

3. 对于食欲下降的宝宝，妈妈应当准备一些易消化的、色香味俱佳的食品。

忌食

1. 甜酸、油腻、辛热的食物。甜食助湿，使炎症难愈；酸食敛痰；油腻的食物不易消化；辛热食物易生痰，会加重发热症状。

2. 尽量少食奶制品。奶制品会增加黏液的分泌。

3. 冷饮或冷冻饮料等寒凉饮食。寒凉饮食容易造成肺气闭塞，症状加重，日久不愈。

4. 鱼腥虾蟹。鱼腥虾蟹会刺激呼吸道，加重咳嗽。

5. 橘肉。橘皮、橘络有止咳化痰的功效，但橘肉反而会生热生痰。

6. 太咸。吃得太咸易诱发咳嗽或使咳嗽加重。

7. 补品。补品会使咳嗽难愈。

南瓜粥

增进
食欲

材料 南瓜 100 克，大米 50 克

调料 白糖 5 克

做法

1. 南瓜洗净，去皮、瓤，切丁；大米洗净。

2. 将南瓜丁和大米放入锅中，加适量清水熬煮。

3. 煮至南瓜和大米熟透、黏稠即可。

对症功效

南瓜粥富含维生素，能增进宝宝的食欲，提高抵抗力，很适合感冒的宝宝食用。

6 个月
以上

婴幼儿常见病预防调理

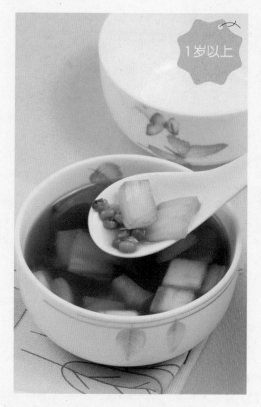

1岁以上

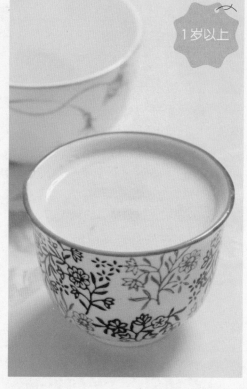

1岁以上

白菜绿豆饮 （清热解毒）

材料 白菜帮 2 片，绿豆 30 克
调料 白糖 5 克
做法

1. 绿豆洗净，放入锅中加水，用中火煮至半熟；将白菜帮洗净，切成片。
2. 白菜帮片加入绿豆汤中，同煮至绿豆开花、菜帮烂熟，加入白糖调味即可。

> **对症功效**
> 本款饮品可以起到清热解毒的功效，适合于外感风热的宝宝饮用，每日 2~3 次。

樱桃酸奶饮 （防治感冒）

材料 樱桃 200 克，酸牛奶 300 毫升
调料 白砂糖适量
做法

1. 樱桃洗净，去梗，切成两半，去子。
2. 将樱桃、酸牛奶一起放入果汁机中，搅打均匀。
3. 果汁倒入杯中，加入白砂糖调匀即可。

> **对症功效**
> 樱桃含有多种营养素，其中以维生素 C 和铁的含量较多，宝宝适量多吃，可提高抗病力，防治感冒。

香芹洋葱蛋黄汤

发散
风寒

材料 鸡蛋 2 个，香芹 10 克，洋葱 40 克

调料 鸡汤、玉米淀粉各适量

做法

1. 香芹洗净切小段，洋葱洗净切碎片；鸡蛋分离出蛋黄，将其打散。
2. 锅中加水，将鸡汤、香芹和洋葱煮开。
3. 将蛋黄液慢慢倒入汤中，轻轻搅拌。
4. 玉米淀粉加水搅开，倒入锅中烧开，至汤汁变稠即可。

对症功效

此汤具有发散风寒的作用，还可以刺激胃液分泌，增进食欲、促进消化。

1 岁以上

宝宝感冒，家长莫要闯入这些误区

误区1 感冒是小病，不用放在心上

感冒对某些人可能是小毛病，但也可引起一些并发症。由于宝宝自身免疫系统尚未完善，发生感冒的概率远大于成年人，如果宝宝感冒后不及时采取合理的治疗措施，可能引发一系列严重并发症，如支气管炎、肺炎、心肌炎、鼻窦炎、中耳炎等。所以当宝宝感冒时应该尽早、及时地对症治疗。

误区2 无须在意感冒药的成分

宝宝感冒后常见的症状有发热、咳嗽、鼻塞、流涕等，因此，针对以上这些症状需要全面、均衡的配方来缓解症状。婴幼儿感冒药物应具有4种成分：解热止痛剂、镇咳药、鼻减充血剂和抗组胺药物。很多婴幼儿感冒药因缺少某些成分而影响疗效，而且均衡配方的意义不仅仅是针对各种症状的4种成分简单组合，同时各种成分在疗效方面会有协同增效的作用，相互消减不良反应。

误区3 注射流感疫苗就不会再得感冒

流感疫苗的有效性并不是100%，往往只有60%左右，注射流感疫苗并不意味着就不会得流感。而且感冒病毒和流感病毒有上千种，一种流感疫苗只能针对一种流感病毒。推广注射流感疫苗是为了减少流感并发症的发生，尤其是肺炎、心肌炎等并发症的发病率。

误区4 含有抗病毒成分的感冒药更好

由于引起感冒的病毒有许多种类，因此很难确定引起这次感冒的病毒是什么，而且目前也没有针对哪一类感冒病毒特别有效的含有抗病毒成分的制剂。同时，滥用抗病毒药物，不仅无助于疾病治疗，相反还可能发生药物不良反应。由于宝宝肝脏功能尚未发育完善，因此在感冒药中添加过多成分会加重宝宝肝脏的负担。

误区 5　抗生素是速效药

抗生素的作用是抑制或杀灭细菌，但 80%～90% 的普通感冒由病毒引起。所以使用抗生素不但不会缩短病程，滥用抗生素反而会造成病情延误、恶化、体内菌群失调等，增加细菌的耐药性。所以使用抗生素须谨慎。

误区 7　口服药的疗效没有打针好

有很多家长在宝宝感冒后就去医院给宝宝打针，认为这样做能尽快治好病。其实打针或静脉输液的疗效和安全性不如口服药。所以本着安全用药的原则，只要给宝宝选用安全的小儿感冒咳嗽药即可。

误区 6　中药没有不良反应

有人认为中药历史悠久，药性平和，没有不良反应，可以随意服用。但是，科学证明"是药三分毒"，不管是中药还是西药都有不良反应，所以要对症下药。中药辨证相对西药复杂，感冒有风寒、风热之分；咳嗽有热咳、寒咳、外感咳嗽、内伤咳嗽之分；用药时也有寒、热、温、凉之分，若不对症，不但不能治病，反而会加重病情。

误区 8　一样治感冒，随便买哪个牌子的都行

市场上很多感冒药往往配方相似，但是由于工艺、设备不同，各个药厂生产的感冒药在纯度、安全性和稳定性方面都有很大的差异。药物中存在过多的微量杂质就可能增加宝宝发生不良反应的风险。所以家长应该为宝宝选择专为婴幼儿研制的值得信赖的安全品牌。

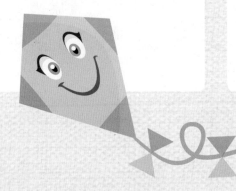

咳嗽

护好宝宝的支气管黏膜

咳嗽是宝宝最常见的呼吸道疾病症状之一。宝宝支气管黏膜娇嫩，抵抗病毒感染能力差，很容易发生炎症，引发咳嗽。

宝宝咳嗽小信号

咳嗽是一种自我保护现象，同时也预示着宝宝身体的某个部位出了问题，提醒父母要注意宝宝的身体健康了。

有时在夜里睡觉或早上醒来时，宝宝要咳嗽一阵，夜里咳嗽时会把晚上喝的奶也一起吐出来。这可能是宝宝气管不好，或宝宝患有"哮喘性支气管炎"，此时，若将耳朵贴在宝宝的后背上，能感觉到胸内好像有风箱一样，并可以听到呼噜呼噜的积痰声和"咝咝"的喘息声。

● 不同咳嗽的表现特征

类 型	表现特征
普通感冒引起的咳嗽	多为一声声的间断性咳嗽，咽喉瘙痒，且无痰
流行性感冒引起的咳嗽	宝宝喉部发出略显嘶哑的咳嗽，并呈逐渐加重的趋势。痰由少至多
咽喉炎症引起的咳嗽	咳嗽时发出沉闷的声音，声音嘶哑，有脓痰，咳出的少，多数被咽下
过敏性咳嗽	宝宝持续或反复发作性的剧烈咳嗽，多呈阵发性发作，活动或哭闹时咳嗽加重，夜间咳嗽比白天严重
气管炎引起的咳嗽	宝宝早期表现为轻度干咳，后转为湿性咳嗽，喉咙里有痰声或咳出黄色脓痰

病因解析

1. 感染

咳嗽的形成和发作与反复呼吸道感染有关。在咳嗽患者中，可存在细菌、病毒、支原体等的特异性，如果吸入相应的抗原会激发咳嗽。

2. 吸入物

吸入物会引起阵发性咳嗽。吸入物有特异性和非特异性两种，特异性吸入物如尘螨、动物毛屑、花粉、真菌等；非特异性吸入物如二氧化硫、硫酸等。

3. 气候

气候骤变时，气压、温度和空气中的离子会发生改变，从而诱发咳嗽。

4. 饮食

饮食与咳嗽也有关系。婴幼儿容易对食物产生过敏反应，从而引起咳嗽，这些食物包括虾蟹、鱼类、蛋类、牛奶等。

5. 精神因素

情绪激动、紧张不安、烦躁发怒也会引起咳嗽，医学专家认为这是由于大脑皮质和迷走神经反射或过度换气所致。

如何预防宝宝咳嗽

● 防咳先防外感

防止咳嗽预防感冒非常关键，所以平时要注意让宝宝锻炼身体，强健体格，增强免疫功能，提高抗病能力，避免外感，以防加重病情。

● 切断诱因

污染的空气和带有异味的化学烟雾，会对宝宝的肺部造成损害，还会诱发咳嗽，应避免让宝宝暴露在这样的环境下。

● 室内空气要清新

经常开窗通风，保持室内空气清新。家庭成员中有感冒者可用醋熏蒸消毒，以防止传染给宝宝。

● 生活要调理

对宝宝要加强生活调理，饮食适宜，保证睡眠，居室环境要安静。

● 少去公共场所

尽量不带宝宝到公共场所，少与咳嗽、感冒患者接触。

● 食用梨和萝卜

平时适当食用梨和萝卜，对咳嗽有一定的预防之效。

● 注意防寒保暖

气候骤变时，应适时为宝宝增减衣物，以防过冷或过热引起身体不适而诱发咳嗽。

PART 4 婴幼儿常见病预防调理

宝宝咳嗽的按摩调理

●按揉膻中穴

让宝宝仰卧，也可将宝宝抱坐在大腿上，先以拇指按揉膻中穴2分钟。然后两手拇指相对，其余四指分开，自胸骨顺1~4肋间向外分推至腋中线，如此操作3分钟。

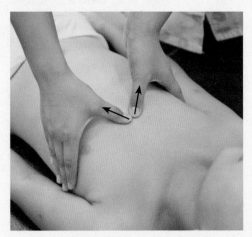

●按揉肺俞穴

让宝宝俯卧，按摩者用一手的拇指按揉其肺俞穴2分钟。

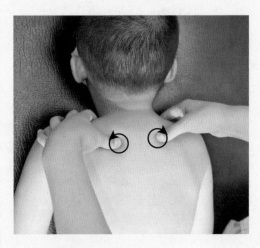

●弹拨足三里穴

按揉并弹拨宝宝足三里穴1分钟。

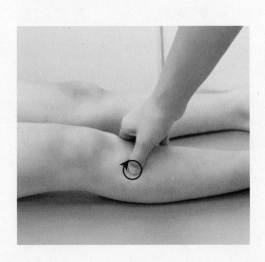

●按摩迎香穴

当宝宝鼻塞和咳嗽症状比较轻时，可轻轻按摩鼻翼两侧的迎香穴。

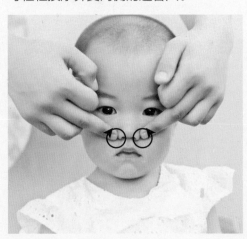

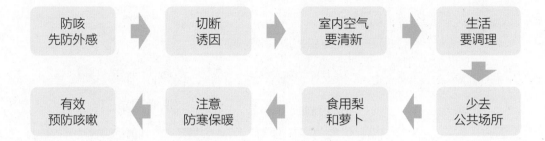

防咳
先防外感 → 切断
诱因 → 室内空气
要清新 → 生活
要调理

有效
预防咳嗽 ← 注意
防寒保暖 ← 食用梨
和萝卜 ← 少去
公共场所

宝宝咳嗽的家庭护理

宝宝咳嗽时，家人应积极寻找诱发咳嗽的原因，或去医院经医生诊断是由何病因引起。对症治疗的同时还要进行科学的护理才能使咳嗽痊愈。宝宝咳嗽的一般护理方法如下。

1. 当宝宝冬天出现咳嗽时，外出要让其戴上口罩，或用围巾、丝巾包住鼻子和嘴。因为冷空气会加剧咳嗽，使用口罩或围巾、丝巾能使吸入的空气变暖，从而避免冷空气的刺激。

2. 注意居室的清洁，把家中的一些死角打扫干净，电视机、电脑、茶几下、床下、沙发缝里、柜子缝隙是容易积灰的地方，宝宝在这样的环境下会吸入很多灰尘，更不利于病情的恢复。宝宝的床单、被褥、毛巾等也尽可能使用棉制品，而且要经常换洗。宝宝的毛绒玩具也是导致咳嗽的一大隐患，所以家人也应注意宝宝玩具的清洁。

3. 室内湿度适宜，对宝宝的呼吸道黏膜有一定的保护作用。如果室内太干燥，可用加湿器加湿。

4. 宝宝咳嗽痰多时，应将其头部抬高，促进痰液排出，减少腹部对肺部的压力。还可将宝宝竖着抱起，轻轻地抚摩或拍打其后背，这样能使宝宝感到舒服一些。

5. 宝宝患病不宜洗澡。因为洗澡会使血液循环加快，年龄太小的宝宝因不愿洗澡而哭闹不休，继而引发咳嗽，还会使宝宝受凉而加重病情。痰多的宝宝也会因洗澡而增加分泌物。

什么情况下必须就医

发高热、咳嗽、喘鸣，并伴有呼吸困难，须立即送医院紧急处理。

宝宝脸色不好，常发紫，或者呼吸增快，加上吸气时胸壁下部凹陷，可能是毛细支气管炎（肺炎的一种），应及时送医院救治。

改善咳嗽这样吃

风寒感冒

应吃一些温热、化痰止咳的食品。

上火内热咳嗽

应常吃些清肺、降火、化痰止咳的食物，如可以喝些冰糖煮梨水、白萝卜汤。

身体虚弱咳嗽

吃一些健脾补肺、理气止咳、益肝肾的食物，如橘子、枇杷、百合、大枣、山药、蜂蜜、核桃和银耳等。

宜食

1. 咳嗽的宝宝胃口通常不是很好，应选择营养高、易消化、较黏稠的食物，少量多次给宝宝进食。

2. 少量多次地给宝宝喂水，滋润喉咙，帮助宝宝祛痰。

3. 饮食中要安排一些富含蛋白质的食物，如瘦肉、鸡蛋、牛奶及豆制品等，以增强宝宝机体免疫功能。

4. 让宝宝多吃富含维生素C的食物，如新鲜柑橘、大枣、西红柿、菠菜、大白菜等，维生素C能提高身体对外界有害因素的抵抗力。

5. 让宝宝多吃富含维生素A的食物，如胡萝卜、油菜、动物肝脏、蛋黄等，维生素A能维持上皮组织的健康，保护呼吸道黏膜。

忌食

1. 含油脂较多的食物，如花生、瓜子、巧克力等，食后易滋生痰液，使咳嗽加重。

2. 肥甘、厚味、油腻食物，因这些食物会内伤脾胃，产生内热而加重病情。

3. 辣椒、芥末、胡椒等辛辣之物，因为它们可直接刺激宝宝呼吸道黏膜，导致支气管平滑肌充血、水肿甚至痉挛，使咳嗽、气喘加重。

4. 有过敏体质者，咳嗽期间应尽量减少或忌食海鱼及虾蟹等容易助湿、生痰、上火的海腥食物。

Tips

咳嗽的宝宝不要食用寒凉食物，否则容易伤及脾胃，降低脾胃功能。

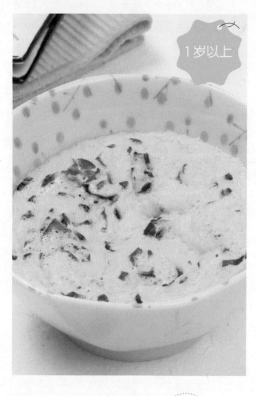

1 岁以上

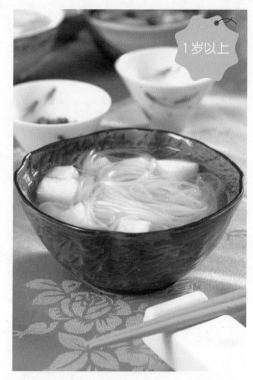

1 岁以上

木耳蒸鸭蛋 （润肺祛痰）

材料 黑木耳 25 克，鸭蛋 65 克
调料 冰糖 10 克
做法
1. 将黑木耳泡发后，洗净，切碎。
2. 鸭蛋打散，加入黑木耳、冰糖，添少许水，搅拌均匀后，隔水蒸熟。

> **对症功效**
>
> 木耳有滋阴的功效，鸭蛋也有滋阴润肺的功效，两者搭配，对缓解宝宝咳嗽很有好处。

粉丝白萝卜汤 （止咳化痰）

材料 白萝卜 100 克，粉丝 50 克
调料 盐少许
做法
1. 将白萝卜洗净，切小块，放入锅中，加适量水烧开，改小火煮 10 分钟，下入粉丝，煮至熟软。
2. 将白萝卜汤盛入碗中，放入少许盐调味即可。

> **对症功效**
>
> 白萝卜水分含量大，可通气镇咳、去热消积，还有一定的杀菌功效，对呼吸道疾病有辅助治疗的功效。

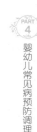

PART 4

婴幼儿常见病预防调理

哮喘

做好长期攻坚战的准备

婴幼儿哮喘是指过敏体质的宝宝的支气管对某些外来物质产生高度敏感反应，使支气管痉挛、支气管内分泌物增多，从而引起咳嗽、气喘、多痰等一系列临床症状。哮喘是一种慢性疾病，需要家人做好宝宝的日常预防及护理工作，以减少或避免哮喘的发生。

宝宝哮喘小信号

哮喘的早期症状类似感冒等上呼吸道感染，如鼻咽部发痒、打喷嚏、咳嗽、咳痰等，多在晚上与清晨发作。随着病情的发展，开始出现胸闷、喘息、呼吸困难、口唇青紫、无法平卧等一系列较为典型的支气管哮喘症状。

病因解析

哮喘经常由外来因素作用于内在因素而发病，该病的外来因素有花粉、灰尘、鱼虾、药物、寄生虫及发霉的玩具等，内在因素是宝宝的过敏体质。当饮食不当、环境污染等外来因素侵害具有过敏体质的宝宝时，很容易引起哮喘的发作。

如何预防宝宝哮喘

1. 注意居室环境卫生。要经常打开窗户，保持通风、透光、干燥。另外，

由于螨虫容易在地毯中滋生，所以家中最好不要铺地毯。床单、窗帘要定期用热水清洗。注意给居室内除尘，并要在宝宝不在家时打扫卫生。

2. 注意宝宝的个人卫生，勤给宝宝洗澡，宝宝要有专用的毛巾、洗漱器具等。让宝宝使用合成原料制成填充物的枕头，不要用羽毛制品。

3. 经常清洁、暴晒宝宝的毛绒玩具等。

4. 注意查找过敏原，并尽量避免可能接触的过敏原。

5. 注意加强宝宝的体格锻炼，并避免感染诱发小儿哮喘的因素。

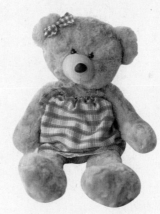

经常清洁、暴晒宝宝的毛绒玩具等可以预防宝宝哮喘。

宝宝哮喘的按摩调理

● 按揉膻中穴

按摩者用拇指指腹上下推擦膻中穴，持续 2 分钟，后轻轻按揉 2 分钟。

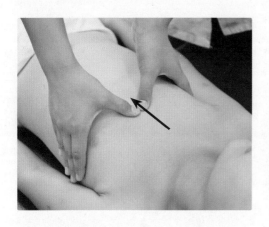

● 推肺俞

两拇指分别自孩子肩胛骨内缘从上向下推动 100~200 次，叫推肺俞。

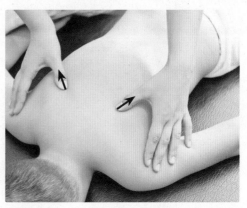

宝宝哮喘的家庭护理

1. 哮喘发作会导致宝宝憋气、缺氧，这时家长首先要安抚宝宝，让宝宝坐在凳子上或床上，能让呼吸顺畅起来，同时给宝宝服用平喘药物。

2. 保持室内空气清新，不要在室内吸烟。室内温度最好控制在 20～24℃，湿度也应适宜。如果太干燥，可在室内放一个加湿器进行调节。

3. 对于哮喘不太严重的宝宝，家人应试着找找哮喘发作的诱因。在哮喘发作期间记日记，日记内容如下：宝宝做了什么、吃了什么、在什么地方停留过、什么时候哮喘症状重了等。这些记录可以帮助你找到过敏原。

用药指导

宝宝咳嗽有痰时，应遵医嘱服用止咳化痰药，或进行雾化治疗，以湿化呼吸道，稀释痰液。在雾化吸入时，可在医生的指导下，加入一些抗生素及支气管解痉药，这样可有助于减轻炎症、扩张支气管，使痰液容易咳出。但不要使用镇咳药，因为镇咳药会影响痰液的排出而使病情加重。

什么情况下必须就医

对于哮喘症状发作剧烈的宝宝，要立即带宝宝就医，防止引起暴喘，造成呼吸衰竭。

改善哮喘这样吃

宜食

注意给宝宝补充足够的水分，以利于痰液的咳出。

宝宝患病期间饮食宜清淡，不要吃油腻、过咸的食物，应忌食冷、酸、辣食物；花生、瓜子、巧克力等含油脂较多且容易生痰的食品也应少吃。

Tips

家长怎样判断自己的孩子得了支气管哮喘？

观察孩子有没有出现反复发作性的喘息、气促、胸闷、咳嗽等症状，是不是在夜间和清晨病情加重；发作前有没有出现如流涕、打喷嚏、鼻塞、鼻痒、咽部不适、流泪等先兆症状。

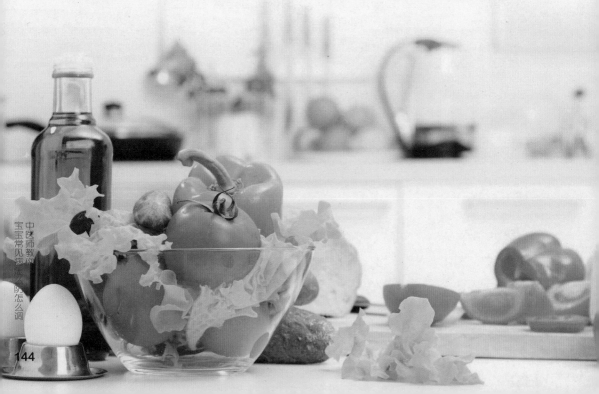

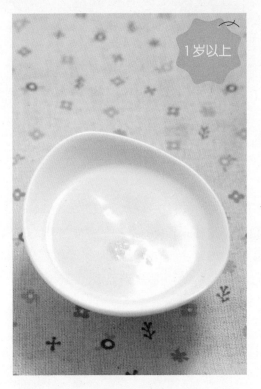

1岁以上

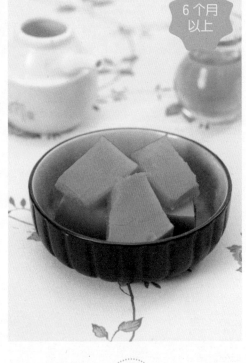

6个月
以上

酸奶蛋羹 缓解哮喘

材料 鸡蛋1个，酸奶1勺，牛奶1/4杯
调料 糖适量
做法
1. 将鸡蛋搅成糊，加入牛奶搅拌均匀，加糖。
2. 放入锅内蒸熟，倒入酸奶即可。

蒸南瓜 润肺止咳

材料 南瓜1个
调料 蜂蜜、冰糖各适量
做法
1. 将南瓜洗净，在瓜顶上开口，挖去瓜瓤备用。
2. 将蜂蜜、冰糖放入南瓜中，盖好，放入盘内，上火蒸1个小时后取出即可。

> **对症功效**
> 本品含有丰富的蛋白质，而且容易消化，对于哮喘有一定的缓解作用。

> **对症功效**
> 本品可补中益气、润肺止咳，适宜于脾虚哮喘患儿食用。

大厨支招
南瓜最好不要与羊肉同食。

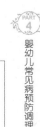

PART
4
婴幼儿常见病预防调理

厌食

健脾胃吃饭香

宝宝不爱吃饭、身体瘦削，无论家人怎么劝导都无济于事，原因是宝宝患了厌食症。

宝宝厌食小信号

厌食症是指较长时间食欲减退，食欲不振，甚至拒食的一种常见病症，临床特征是对所有食物均不感兴趣，甚至厌恶。本病是儿科临床常见病之一。多发生于1~6岁宝宝，本病城市发病率高于农村，因多食零食所致，而农村多因断奶晚而引起。起病多较缓慢，病程较长，其发生多无明显的季节差异，但夏季暑湿当令，易于困遏脾气使症状加重。

宝宝厌食的主要症状有呕吐、食欲缺乏，并伴有腹泻、腹胀、腹痛、便秘和便血等。长此以往会出现精神倦怠、体重减轻、腹胀不舒、抗病能力差等现象。

病因解析

现在宝宝厌食发病率高达40%，严重影响宝宝的生长发育。要解决宝宝吃饭问题，必须首先搞清导致宝宝厌食的原因，以便对症下药。

● 宝宝吃零食过多

有些宝宝每天在饭前吃大量的高热量零食，血糖含量过高，没有饥饿感，所以到了吃正餐的时候根本就没有食欲，过后又以点心充饥，造成恶性循环，于是就形成了厌食。

● 缺乏某些营养素

如体内缺锌、缺钙、缺铁，B族维生素不足等。

● 体质弱，经常生病

有的宝宝经常反复感冒、腹泻或患有其他慢性病，这会使宝宝的脾胃功能变差，影响宝宝的食欲。碰到这种情况，需要请教医生进行综合调理，必要时可以服用一些中药来帮宝宝调理脾胃。

● 感染寄生虫

宝宝脾胃的抵抗力较差，如果不注意卫生，很容易感染寄生虫。如果寄生虫在宝宝体内繁殖过多，就会损害宝宝的脾胃，从而扰乱正常的消化与吸收功能，令宝宝厌食。

● 药物影响

许多药物，尤其是抗生素容易引起恶心呕吐，如红霉素、磺胺类药物等可导致厌食。

● 家长强迫进食

很多家长为了让宝宝多吃一点，强迫宝宝进食，从而影响宝宝的情绪，形成条件反射性拒食，久之则发展为厌食。

● 活动量不足

宝宝的户外活动少，与其他小伙伴的交往少，使宝宝的消耗少，就不容易产生饥饿感。

● 进餐前或进餐时兴奋或紧张

有的宝宝在进餐前玩耍过度，活动量过大，吃饭时心神未定，自然没有食欲。另外，有的家长专爱在宝宝进餐时训斥和数落宝宝，使宝宝精神紧张，难以唤起食欲。

● 饮食无度

有些年轻的父母生怕自己的宝宝吃不饱、长不高，于是给其买大量高蛋白、高糖的营养滋补品，顿顿鱼、肉，喝各种含糖饮料，这样会损伤宝宝娇嫩的肠胃，使肠胃不能正常消化与吸收，久而久之，宝宝的食欲必然下降，引起厌食。

预防疾病要点

1. 鼓励宝宝通过运动帮助消化，但需要注意的是在进食前半小时应避免激烈运动。

2. 不要在宝宝面前议论其饭量，也不要谈论宝宝爱吃什么不爱吃什么。

3. 在宝宝进食前一定要将所有玩具收起来，不能让宝宝边吃边玩。

4. 给宝宝一个良好的进食环境，使宝宝能轻松愉快地进食。宝宝的消化系统极易受情绪的影响，一旦出现精神紧张，就会导致食欲减退。所以，在宝宝进食时，不要逗引宝宝做其他无关的事。

5. 平时应定时、适量地给宝宝进食，注意不要使宝宝吃得过饱。

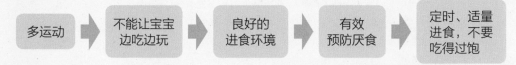

多运动 → 不能让宝宝边吃边玩 → 良好的进食环境 → 有效预防厌食 → 定时、适量进食，不要吃得过饱

宝宝厌食的按摩调理

● 按摩中脘穴

可用指端或掌根在穴位上揉，揉2~5分钟；也可用掌心或四指按摩中脘穴5~10分钟。再以手指点按50~100次。

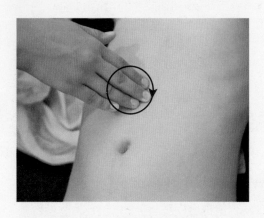

● 捏拿脊柱

让宝宝俯卧，先用示指、中指两指腹或掌根自上向下直推脊柱100~300次。然后用捏脊法，从长强穴至大椎穴捏5~9次，手法依次由轻渐重。

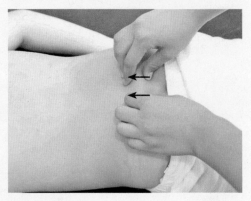

宝宝厌食的家庭护理

对于因寄生虫病引起的厌食，应先驱虫。

要认真找出宝宝食欲差的原因。如伴有其他慢性病，要对症治疗，这样才能使厌食症得到有效缓解。

什么情况下必须就医

对于因体质弱或其他慢性病引起的厌食，需要请教医生进行综合调理，必要时可以服用一些中药来帮宝宝调理脾胃。

改善厌食这样吃

宜食

对于缺锌引起的厌食，可以给宝宝多吃一些含锌丰富的食物，如动物肝脏、瘦肉、鱼子鱼白、花生、核桃等。如果缺锌严重，就应根据医生的诊断通过药物来补锌。

宝宝的食物要营养均衡、丰富多样和容易消化。宝宝吃的食物要尽量多样化，并保证每天让宝宝吃一定数量的蔬菜和水果。饭不要煮得太干，以便于咀嚼。

可以给宝宝吃点健脾开胃的食物，如胡萝卜汁、山楂片等。

忌食

少给宝宝吃零食、甜食、肥腻食物，油煎食品也应少吃。饭前半小时最好不要给宝宝吃任何东西，以免正餐时反而没有了食欲。

巧克力、糖果、饮料，这些食物容易导致宝宝血液中的含糖量过高，使宝宝产生饱腹感，影响正餐的胃口，从而形成恶性循环。

Tips

妈妈可经常变换食物的烹调方法，以改善食物的色、香、味，这样就能提高宝宝的进食兴趣，促进食欲。

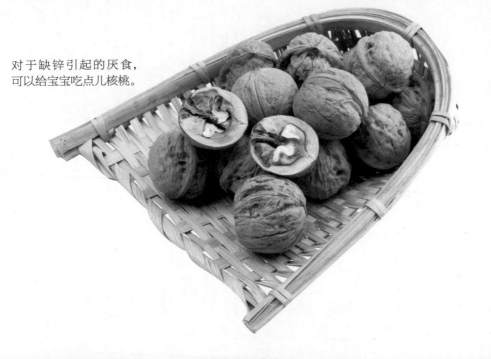

对于缺锌引起的厌食，可以给宝宝吃点儿核桃。

PART 4

婴幼儿常见病预防调理

鲫鱼姜汤 增进食欲

材料 鲫鱼 250 克

调料 生姜 30 克，橘皮 10 克，胡椒 3 克，葱末 5 克，盐 2 克

做法

1. 将鲫鱼去鳞、鳃和内脏，洗净；将姜洗净，切片，与橘皮、胡椒一起用纱布包好填入鱼腹内。

2. 锅内加适量水，放入处理好的鲫鱼，小火炖熟，加盐、葱末调味即可。

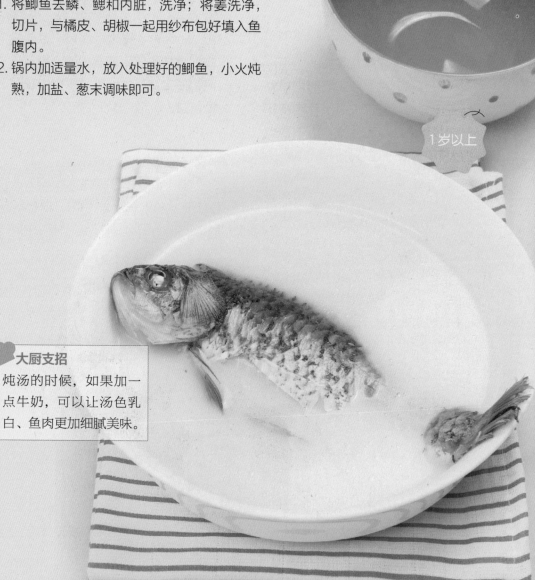

1 岁以上

大厨支招

炖汤的时候，如果加一点牛奶，可以让汤色乳白、鱼肉更加细腻美味。

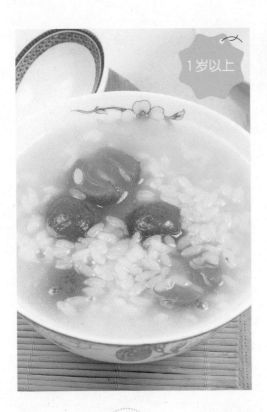

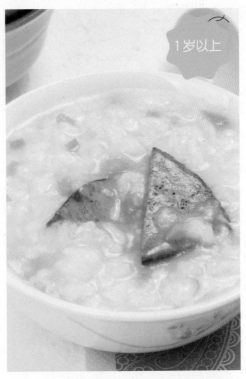

山楂粥 （促进消化）

材料 山楂 30 克，大米 50 克
调料 白糖 10 克
做法

1. 先将山楂洗净，入砂锅中煎取浓汁；大米洗净。
2. 将山楂汁去渣后和大米、白糖一起加水煮成粥。

💗 **大厨支招**
粥中加入山楂，酸酸的口感，加上甜甜的白糖，让这款粥酸甜可口，更容易得到宝宝的喜爱哦！

猪肝胡萝卜粥 （健脾益胃）

材料 猪肝、胡萝卜各 60 克，大米 50 克
调料 盐 2 克，葱花 3 克，植物油适量
做法

1. 猪肝洗净，切片；胡萝卜切碎；大米淘洗干净。
2. 大米倒入锅中，加适量清水煮至软烂，倒入植物油，将猪肝与胡萝卜放入，继续煮 5 分钟，放盐调味，撒上葱花即可。

💗 **大厨支招**
猪肝洗净后可以用沸水焯烫一下，这样可以去除猪肝的腥味，让这道粥的口感更加美味。

婴幼儿常见病预防调理

腹泻 改善消化可止泻

当宝宝频繁出现水样或较稀的大便，且大便颜色为浅棕色或绿色，即可断定宝宝出现了腹泻。

宝宝腹泻小信号

腹泻是宝宝比较常见的消化性疾病。在整个育儿过程中，没有发生过腹泻的宝宝比较少见。常见的腹泻主要有生理性腹泻、胃肠道功能紊乱导致的腹泻及感染性腹泻等。

症状

1. 每日排便5次以上乃至数十次不等。粪便多为黄绿色，略带粪渣，近似蛋花汤样。少数宝宝粪便会出现黏液，个别有脓性物。
2. 恶心、呕吐，部分宝宝有不定位的腹痛。

感染性腹泻

致病原因

由小肠感染引起，病毒可通过食物和水来传播。

致病原因

喂养不当造成。

生理性腹泻

症状

1. 大便不成形，一天七八次，有时还会发绿，有奶瓣，水分稍多。
2. 宝宝精神好，吃奶正常，不发热，无腹胀、无腹痛。
3. 肠道没有感染，也没有脂肪泻、肠功能紊乱、消化不良等。
4. 体重增长正常。

中医师教你
宝宝常见病怎么防怎么调

如何预防宝宝腹泻

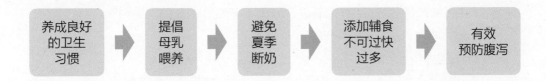

养成良好的卫生习惯 ➡ 提倡母乳喂养 ➡ 避免夏季断奶 ➡ 添加辅食不可过快过多 ➡ 有效预防腹泻

宝宝腹泻的家庭护理

如果宝宝已患有腹泻，要多观察，同时加强护理。

1. 由于腹泻时宝宝排便次数增多，排出的粪便还会刺激宝宝的皮肤，因此，每次排便后要用温水清洗宝宝的小屁股，要特别注意肛门和会阴部的清洗。

2. 如果伴随发热现象，可用湿热的海绵擦身降温，并让宝宝吃流食。

3. 宝宝身体恢复后，要逐渐给其添加一些清淡的食物。

● 感染性腹泻对策

如果是感染性腹泻，应积极控制感染，可在医生指导下选用小檗碱治疗；如果病情加重，则应赶快去医院诊治。宝宝出现腹泻时，不要禁食，以防营养不良，但要遵循少食多餐的原则，每天至少进食 6 次。此外，还要补充适量的水分，以免宝宝脱水。

● 生理性腹泻对策

1. 如果母乳不足，添加了配方奶，可以更换其他品牌的配方奶。

2. 哺乳妈妈应避免生冷、油腻的食物，尽量多摄入一些高蛋白的饮食。

用药指导

如果宝宝是生理性腹泻，妈妈不要给宝宝乱吃药，尤其是抗生素类的药物。否则容易杀灭肠道内非致病菌，使肠道菌群失调，破坏原来正常的肠道环境。

宝宝腹泻时要避免长期使用广谱抗生素，广谱抗生素的长期使用会导致宝宝肠道菌群紊乱，使腹泻加重或者久治不愈。

什么情况下必须就医

1. 大便带血或带有黏液；体温超过 37.5℃，宝宝看上去状态很不好。

2. 超过 6 小时未排尿，啼哭无泪。

3. 持续超过半小时的严重腹部绞痛，在腹泻后仍未减轻。

4. 婴儿和不会说话的小宝宝腹痛的主要表现是胸膝卧位，大声啼哭，任何试图安慰他的努力都无效。

5. 无法进食，持续呕吐。

6. 在 12 小时内，年龄小于 1 岁的宝宝出现 8 次及 8 次以上的腹泻。

7. 腹泻或呕吐加重，在 24 小时内次数超过 12 次。

改善腹泻这样吃

非感染性腹泻可通过饮食调养进行，感染性腹泻需要在药物治疗的基础上再进行饮食调理。

宜食

1. 适量多喝水，补充身体丢失的水分。

2. 多吃温性食物。

3. 少吃多餐，饮食宜由少到多、由稀到浓。

4. B 族维生素、维生素 C 含量丰富的水果和蔬菜，能补充维生素和止泻，可适量进食，如茄子、苹果、柑橘、葡萄、石榴、猕猴桃等。

5. 少吃点含纤维较多的水果和蔬菜，如圆白菜等，可缓解腹泻症状。

忌食

1. 肥腻的食物和坚果之类较硬的食物。

2. 寒凉性食物，以免导致病情加重。

3. 豆浆、牛奶、鸡蛋，这些食物会使肠内胀气，加重腹泻。

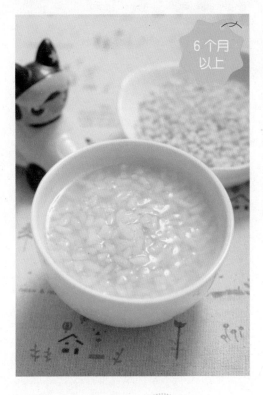

6个月以上

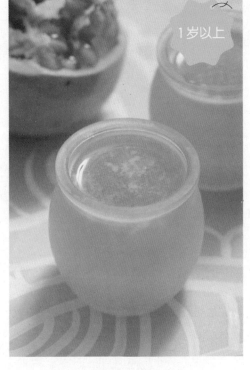

1岁以上

炒米煮粥 （促进消化）

材料 大米或糯米 50 克

做法

1. 把大米或糯米放到铁锅里用小火炒至米粒稍微焦黄。
2. 用这种焦黄的米煮粥。

银耳石榴露 （增进食欲）

材料 石榴 25 克，干银耳 5 克

调料 冰糖适量

做法

1. 银耳提前泡发，去蒂后撕成小块，洗净；石榴剥好子。
2. 锅中加少量水，放入银耳和冰糖，炖软烂。
3. 石榴用料理机打汁。
4. 炖好的银耳加适量石榴汁，打成汁。

💬 **大厨支招**

因为用炒米煮粥，不加糖，止泻效果更加显著。

对症功效

石榴汁含有多种氨基酸、维生素、微量元素、蛋白质等，有助于消化。

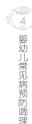

婴幼儿常见病预防调理

细菌性痢疾

夏秋两季多发生

婴幼儿细菌性痢疾多发生在夏秋两季，是一种急性肠道传染病。该病主要通过患者或带菌者的粪便传播，被带菌的苍蝇污染的日常用具、餐具、宝宝的玩具、饮料等也会引起传染。以儿童发病率为最高，所以家人应做好宝宝的清洁卫生工作。

宝宝细菌性痢疾小信号

患细菌性痢疾的宝宝轻者常出现发热、腹痛、便后有下坠感、排出黏液便或脓血便等症状。病情较重的宝宝可突发高热、昏迷、惊厥、呼吸不畅等中毒性脑病症状。有的甚至会出现面色苍白、发绀、四肢冰冷、脉搏细弱等休克现象，如不及时送医院抢救治疗，会导致生命危险。

● 辨别不同痢疾

细菌性痢疾的潜伏期为 2~24 小时，大多数为 1~2 天，根据病程的长短可分为急性和慢性。

特征
病程较长，一般大于 2 个月。

慢性痢疾

影响
由于长时间的腹泻，宝宝可出现营养不良、贫血、佝偻病及多种维生素缺乏症。

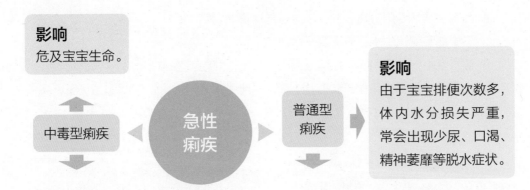

影响
危及宝宝生命。

中毒型痢疾

急性痢疾

普通型痢疾

影响
由于宝宝排便次数多，体内水分损失严重，常会出现少尿、口渴、精神萎靡等脱水症状。

特征
多发于体质较好的小儿，初起症状较轻，有的小儿甚至没有腹痛、腹泻的症状，但全身中毒症状严重。大多数宝宝24小时内会出现高热症状，体温39~41℃，还出现反复惊厥、嗜睡、昏迷、休克、心力衰竭等症状。

特征
起病急，先出现高热伴寒战，随即出现腹痛、腹泻的症状。宝宝每日大便几次至十多次，初为稀便，很快转变为脓血便。宝宝大便前常会腹痛，排便后腹痛减轻，严重者可出现脱肛、大便失禁等。

病因解析

细菌性痢疾的发病原因是痢疾杆菌随污染的食物进入胃肠后，在肠道大量繁殖，释放出毒素，引起肠道的炎症病变而造成的。毒素的吸收会引起宝宝发热、全身不适等症状。

如何预防宝宝细菌性痢疾

预防宝宝患细菌性痢疾，应做到以下几点。

1. 宝宝外出回家、吃饭前、大便后要及时用杀菌洗手液与流动的清水洗手，并形成习惯，以防手上的致病菌随食物进入体内，引发疾病。

2. 宝宝生吃的瓜果、蔬菜一定要洗干净，做到充分消毒。

3. 夏季更应注意宝宝的饮食卫生，熟食要有防蝇设备，剩饭剩菜一定不要给宝宝吃。平时宝宝适宜吃适量醋以杀菌灭毒。

4. 为宝宝准备专用餐具，并经常给餐具消毒。

5. 不要让宝宝喝生水，应喝温开水。

6. 如果家中有人得痢疾，应注意隔离，避免传染给宝宝。

7. 消灭家中能够传染菌痢的苍蝇、蚊子、老鼠等动物，消除蚊蝇滋生场所，保持室内外的清洁卫生。

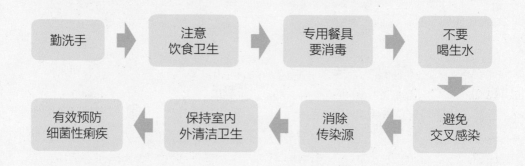

宝宝细菌性痢疾的家庭护理

1. 宝宝的餐具要单独使用，每餐后煮沸消毒15分钟。衣服、被褥要勤洗、勤晒。负责护理宝宝的家长要注意勤洗手，以防被传染。

2. 让宝宝多休息，多饮水，可以喝温开水、糖盐水、果汁等，补充因腹泻丢失的水分。

3. 做好宝宝臀部的护理工作。每次大便后，要用温水清洗宝宝的屁股，并用柔软的棉布擦干臀部，然后涂一些凡士林或鱼肝油，以防止出现红臀或肛门周围糜烂。为了避免宝宝排便时蹲的时间太长而引起脱肛，可使用纸尿裤，弄脏后直接扔掉即可。发生脱肛时，可用消毒的油纱布或温盐水纱布轻揉，并轻轻托回体内。

4. 注意宝宝的腹部保暖，这样可以减少胃肠的蠕动和痉挛，减轻腹痛并减少腹泻发生的次数。要为宝宝穿好衣服，盖严腹部，避免腹部受凉。可在宝宝腹部放一个暖水袋，并让宝宝侧躺，以减轻对腹部的压力。

5. 宝宝每次大便后，家长应注意观察大便的量和性状，并做好记录，为医生制订治疗计划提供可靠依据。

用药指导

由于宝宝怕吃药，给宝宝喂药也很麻烦，有时吃2~3天药，大便性状暂时好转，家长就会擅自停药。但是，这时宝宝的病并没有得到根治，过几天病情又会反复，而且容易造成痢疾杆菌产生耐药性，对宝宝的健康不利。如不按疗程服药，会导致痢疾迁延不愈或转成慢性痢疾，对宝宝健康的影响更加严重。因此，绝对不能在宝宝病情刚有好转的时候，就擅自为宝宝停药。

什么情况下必须就医

如果宝宝患了中毒性痢疾，出现反复惊厥、嗜睡、昏迷、休克、血压下降、心力衰竭等症状，此时应立即送往医院抢救，否则会危及宝宝生命。

改善细菌性痢疾这样吃

宜食

宝宝患痢疾后，常会因胃肠功能紊乱出现食欲减退，为了减轻肠胃道的负担，应给宝宝吃清淡易消化的米粥、面条汤等半流质食物。待大便次数减少、病情好转后改为软饭，同时添加蛋类、瘦肉等高蛋白食物，以增加营养。

忌食

1. 冷饮。冰激凌、冰砖、冰棒、冷藏果汁、冷藏汽水等。

2. 油腻食物。猪油、羊油、牛油、奶油、核桃仁、甜点心、蛋糕、烤鸡、烤鸭、花生油以及油煎的各类食物。

3. 过甜食物。各种甜饮料、果汁、水果罐头、蜂蜜、水果糖、巧克力等。

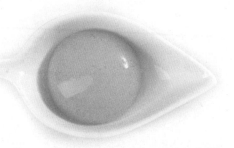

宝宝病情好转后，可添加蛋类、瘦肉等高蛋白食物，以增加营养。

小米粥 （益气理中）

材料 小米 30~50 克
调料 红糖少许，清水适量
做法
1. 小米淘洗干净，加适量水煮成稀粥。
2. 加入红糖，拌匀。

对症功效
益气理中，适合脾胃虚弱的宝宝。取上层的米汤喂给宝宝。每次 1 小碗，每日 2 次。

6 个月以上

中医师教你
宝宝常见病怎么防怎么调

促进宝宝胃肠蠕动 便秘

宝宝如果出现大便次数减少、大便干硬甚至排不出来，就是便秘了。特别是人工喂养的宝宝，由于配方奶粉容易导致宝宝"上火"，如果水分不足，容易引起便秘。

宝宝便秘小信号

判断是否便秘，不能依照大便间隔时间长短来判断，要看大便的软硬程度。如果大便过硬，或呈小粒状，排便费力，还有腹胀、口臭现象，说明宝宝出现便秘了。

病因解析

婴幼儿便秘原因很多，大体可分为两大类：一类属功能性便秘，这一类便秘经过调理可以痊愈；另一类为先天性肠道畸形导致的便秘，这种便秘通过调理是不能痊愈的，必须经过外科手术矫治。绝大多数婴幼儿便秘都是功能性便秘。导致功能性便秘的原因如下。

1. 宝宝日常膳食中摄入糖分不足，会使大便干燥。

2. 宝宝饮食搭配不合理。如果宝宝的食物中蛋白质含量较多，而糖类较少，食物在肠道内的发酵过程就会变得缓慢，造成宝宝大便干燥。喂养宝宝的时候如果不注意为宝宝补充含纤维素较多的水果、蔬菜等食物，也容易使宝宝出现便秘。某些精细食物缺乏渣滓，进食后容易引起便秘。

3. 如长期饮食不佳，则形成营养不良，腹肌和肠肌缺乏力量，不能解出大便，可出现顽固性便秘。

4. 有些宝宝生活没有规律，没有按时解大便的习惯，使排便的条件反射难以养成，导致肠管肌肉松弛无力而引起便秘。

5. 患有某些疾病如营养不良、佝偻病等，使肠管功能失调，腹肌软弱或麻痹，也可出现便秘症状。

PART
4

婴幼儿常见病预防调理

配方奶喂养导致便秘的原因

喂配方奶粉的宝宝，特别容易出现便秘，原因如下。

1. 奶粉不易消化

奶粉的原料是牛奶，牛奶中含酪蛋白多，在胃酸的作用下容易结成块，不易消化。

2. 宝宝肠胃不适应

配方奶粉是以牛奶为原料制作而成的，其中添加了各种营养素，有些宝宝的肠胃不适应某种奶粉，以至于喝了该奶粉后就便不出来，这一般与宝宝的肠胃功能有关。有些宝宝喝国外品牌的奶粉不适应，但喝国产品牌的奶粉就没问题。

母乳喂养导致便秘的原因

喂母乳便秘的宝宝很少见，但仍有可能发生，原因如下。

1. 母乳不足

如果母亲乳汁不足，宝宝总是处于吃不饱的半饥饿状态，可能2~3天才大便一次。除大便次数少外，还有其他表现，如吃奶时间长于20分钟、吃后无满足感、体重增长缓慢，睡不踏实等。

2. 母乳蛋白质含量过高

妈妈的饮食情况直接影响着母乳的质量，如果妈妈顿顿喝猪蹄汤、鸡汤等富含蛋白质的汤类，乳汁中的蛋白质就会过多，婴幼儿吃后，大便偏碱性，表现为硬而干，不易排出。

如何预防宝宝便秘

均衡饮食

对宝宝来说，合理的食物搭配不仅可以预防便秘的发生，而且对便秘也有良好的治疗作用。

定时排便

父母要帮助宝宝从小养成良好的排便习惯。3个月以上的宝宝就可以训练定时排便，每天早上让其排便，即使排不出也要坚持，1个月左右大脑就形成反射，宝宝就会有便意了。

保证足够的活动量

不要整日抱着宝宝或让其躺在床上。应让宝宝多活动，如年龄小的宝宝可以拉着他的手学站立或架着他的胳膊蹦一蹦，年龄较大的宝宝可以到户外做运动。这样会促进其胃肠蠕动，利于排便。

补充水分

如果缺乏水分，宝宝的大便会变得干燥，不易排出。因此每天要给宝宝喝一定量的水，以防止便秘。

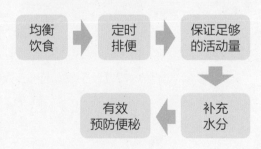

中医师教你
宝宝常见病怎么防怎么调

宝宝便秘的按摩调理

● 揉脐周

让宝宝仰卧，按摩者双手搓热，用拇指在宝宝脐周附近以顺时针方向揉按2分钟。

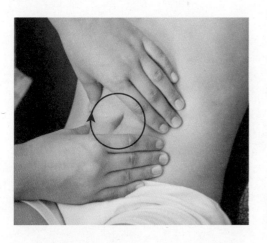

● 捏脊

小儿俯卧，按摩者用拇指和示指拿捏夹脊穴，并从下到上移动，也可以捏3下提1次。

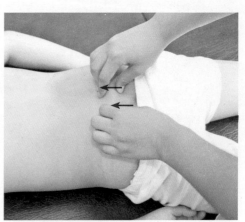

● 按揉足三里

拇指按揉小儿足三里2分钟，然后点按此穴1分钟。

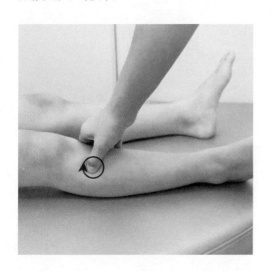

宝宝便秘的家庭护理

由于大便过硬，宝宝在排便时往往觉得疼，所以会让宝宝害怕排便，即使有便意也不愿意排便，从而导致便秘更加严重，甚至形成顽固性便秘。长期便秘会形成毒素淤积，影响宝宝正常的新陈代谢，还会使宝宝出现营养不良、抵抗力下降等健康问题。

那么，如何才能使宝宝体内积存的大便尽快排出呢？具体方法可参照第2章中的新生儿便秘的护理方法。

什么情况下必须就医

如果宝宝2~3天不解大便，而其他情况良好，则有可能是一般的便秘。但如果出现腹胀、腹痛、呕吐等情况，就不能认为是一般便秘，应及时送医院检查治疗。

对于先天性肠道畸形导致的便秘，必须经过外科手术矫治。

改善便秘这样吃

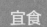

宜食

1. 哺乳妈妈要保证饮食均衡，多吃蔬菜、水果、粗粮，多喝水或粥，汤要适量，饮食不要太油腻。

2. 如果妈妈母乳不足，要及时补充配方奶粉。

3. 以配方奶为主食的宝宝，如果奶中加糖量偏少，可能会导致便秘。妈妈可以给宝宝适当添加食糖的量，通常为5%~8%。

4. 配方奶粉要按照说明冲调，不要冲调得过浓；两顿奶之间给宝宝喝些水或果汁；在奶中加一勺糖也能有效缓解便秘。

5. 添加有助于防止宝宝便秘的双歧杆菌的奶粉。

6. 给宝宝多喂些温热的白开水。

7. 添加辅食的宝宝，可以吃一些玉米面和米粉做成的辅食，并且要及时添加菜汁、果汁、果泥、菜泥和蔬菜，如香蕉泥、红薯泥、胡萝卜泥等，用梨汁、苹果汁、西瓜汁、蔬菜汁代替橘汁、橙汁。

忌食

1. 高脂肪、高胆固醇的食品，这些食物易残留在肠道中，不易排出，从而引起便秘。

2. 柿子、石榴、莲子等，这些食物收敛固涩，宝宝食用后会导致肠蠕动减弱，大便难以排出。

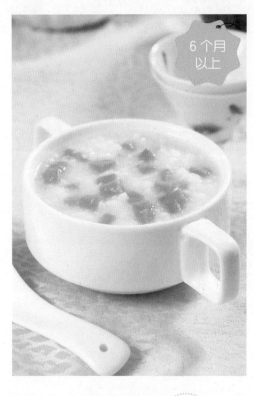

6 个月
以上

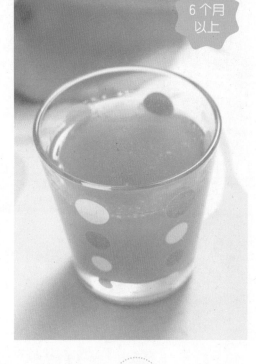

6 个月
以上

芋头红薯粥 （促进排便）

材料 芋头、红薯各 30 克，大米 50 克
调料 白糖适量
做法
1. 芋头、红薯去皮，洗净，切丁；大米淘洗干净。
2. 锅内加适量清水置火上，放入芋头丁、红薯丁和大米，中火煮沸。
3. 煮沸后，用小火熬至粥稠，加白糖即可。

> **对症功效**
> 芋头具有益脾胃、调中气的功效；红薯则能促进消化液分泌以及胃肠蠕动，有促进排便的作用。

苹果汁 （预防便秘）

材料 苹果 60 克
调料 蜂蜜 10 克
做法
1. 苹果洗净，去蒂，除核，切小丁，倒入全自动豆浆机，淋适量清水搅打均匀。
2. 将搅打好的苹果汁倒入杯中，加蜂蜜搅拌均匀后饮用即可。

> **对症功效**
> 苹果富含纤维素，热量低，可以促进废物的排泄，预防宝宝便秘。

PART 4
婴幼儿常见病预防调理

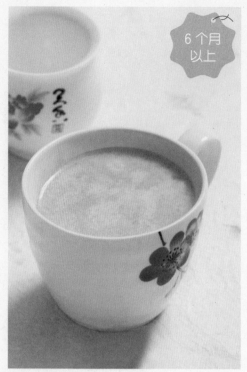

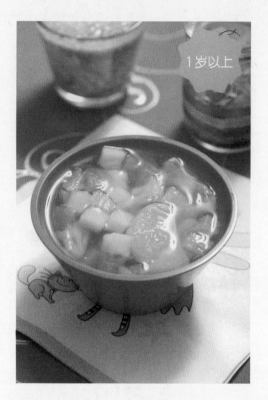

胡萝卜红薯汁 润肠通便

材料 红薯 200 克，胡萝卜 100 克
调料 酸牛奶 150 毫克
做法

1. 红薯洗净、去皮、切小块、蒸熟晾凉；
   胡萝卜洗净，切丁。
2. 将红薯、胡萝卜和酸牛奶放入果汁机
   中，加适量饮用水搅打均匀即可。

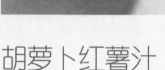

红薯可以润肠通便，预防便秘，加
上胡萝卜和酸牛奶，还能够保护视
力，促进骨骼健康发育。

魔芋香果 疏通肠胃

材料 魔芋、苹果、菠萝、橘子各 20 克
调料 水淀粉适量
做法

1. 魔芋去皮洗净，切块；苹果洗净，菠萝
   取果肉，两者切丁；橘子剥皮取瓣。
2. 将魔芋放入锅中，加适量水煮沸，继
   续煮 20 分钟。
3. 将其他的材料一同加入锅中，煮 15 分
   钟左右。
4. 加入水淀粉，边加边搅拌即可。

大厨支招

因为是水果组合，可以不用加糖，也
能保证酸甜可口哦！

中医师教你
宝宝常见病怎么防怎么调

谨防病从口入 肠炎

肠炎是由细菌、病毒、真菌和寄生虫等病原微生物引起的胃肠炎、小肠炎和结肠炎。小儿肠炎以感染致病性大肠杆菌及轮状病毒最为多见，不同的病原体导致的肠炎均以腹泻为主要症状，但其发病季节、大便性状及其他兼证有所不同。

宝宝肠炎小信号

程度	症状
轻度	轻度肠炎的宝宝一天排大便 5~8 次，有轻微发热的症状
中度	中度肠炎的宝宝一天排大便可超过 10 次，大便呈水样、泥状，并伴有黏液。高热、有脱水现象
重度	重度肠炎的宝宝一天排大便 15 次以上，大便呈水样喷出，有重度脱水现象，即宝宝皮肤干燥、小便减少、口渴

病因解析

造成宝宝肠炎的原因有以下几种。

1. 细菌性腹泻
食物在沾染了细菌后，被宝宝吃到肚里而引起腹泻。

2. 消化不良
饮用过浓或过多的奶、吃脂肪或淀粉含量过高的食物都可引起消化不良，发生腹泻。

3. 全身性感染
抵抗力较弱的婴幼儿在发生中耳炎、肺炎或肾盂肾炎时也可引起腹泻。

PART 4
婴幼儿常见病预防调理

如何预防宝宝肠炎

1. 宝宝的奶瓶、水杯、碗筷要注意清洗，并消毒处理。冲好的奶要马上喂给宝宝喝，不可在室温下搁置太久。喝剩下的奶要倒掉，不要再喂给宝宝喝。

2. 注意宝宝的饮食卫生，不要让宝宝吃街头食物。宝宝吃的东西要煮沸、煮熟，蔬菜、水果要清洗干净。

3. 若家中有人患肠炎，应让宝宝与其隔离，其大便、呕吐等排泄物的用具要注意消毒。

宝宝肠炎的家庭护理

1. 可以将宝宝的大便装到玻璃容器中，然后送到医院做化验，在医生的指导下服药。

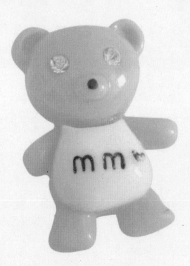

宝宝的玩具要及时清洗并消毒，以免反复感染。

2. 腹泻严重时暂停喂食，让胃肠休息。待病情减轻后喂一些流质食物，再慢慢恢复至正常饮食。

3. 注意宝宝的腹部保暖，如果宝宝的腹部受凉，会刺激肠蠕动，加重腹泻。

4. 宝宝的用品和玩具要及时清洗并消毒，以免反复感染。

用药指导

宝宝暂停喂食期间，要遵从医嘱输液，补充盐水及葡萄糖。缺钾时要注意静脉补钾。

什么情况下必须就医

宝宝一旦出现肠炎的症状就要到医院就诊，以免耽误病情。

改善肠炎这样吃

1. 让宝宝多喝温开水，防止出现脱水情况。只要宝宝有食欲，可以喂宝宝一些好消化的食物，如稀粥、面汤等。

2. 如果宝宝还在吃母乳，妈妈要少吃脂肪类食物，避免母乳中脂肪含量增加。喂奶前多喝水，稀释母乳也有助于缓解腹泻症状。

3. 习惯于乳类饮食的可以暂停乳类喂养，改为代乳品，或发酵酸奶，或去乳糖配方奶粉，可减轻腹泻，缩短病程。

特效调理食谱

红糖苹果泥 润肠止泻

材料 新鲜苹果半个，红糖适量

做法

1. 苹果清水洗净，削皮、切片。
2. 将苹果片放在碗内，隔水蒸烂。
3. 取出碗，加入红糖，与苹果一起搅拌成泥状即可。

> **对症功效**
>
> 苹果含有鞣酸，有收敛作用；所含果酸可以吸附毒素。

6个月以上

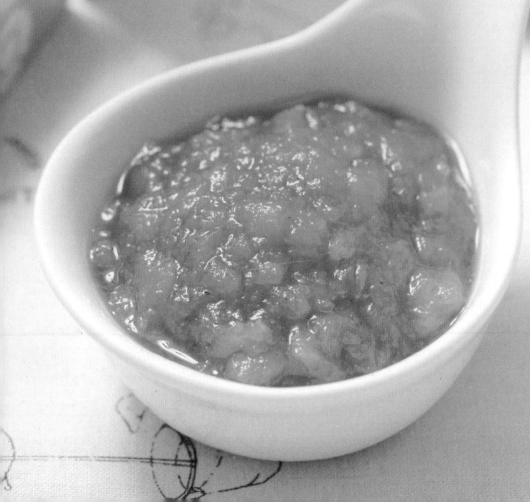

急性阑尾炎

早发现早治疗

急性阑尾炎是一种宝宝外科急腹症，多发于2岁以上的宝宝。年龄越小的宝宝阑尾炎的症状越不明显，所以误诊率很高。但婴幼儿的病势较成年人发展快，短时间内就会出现穿孔，可造成严重的并发症。

宝宝急性阑尾炎小信号

急性阑尾炎的症状有以下几点。

症状	具体表现
发热	体温多在 37.5～39℃，严重的可达 40℃或以上，并伴有畏寒症状
恶心、呕吐	恶心、呕吐的症状常见于发病早期，发生在腹痛的高峰期，但呕吐次数不多。呕吐物多为未消化的食物，少数宝宝还会表现为腹泻或便秘
颠簸痛	宝宝可出现颠簸痛，即轻拍或颠簸时疼痛会更加明显
腹痛	急性阑尾炎的第一症状特点是转移性右下腹疼痛。病发时痛感在脐周或上腹部，随后痛感可由上腹转至右下腹部并呈阵发性或持续性绞痛，少数宝宝无转移性腹痛，始终是右下腹疼痛。宝宝常屈右腿侧躺，卧床不敢动或呻吟拒食，走路时腰向右偏。3岁以下的宝宝描述不清，但会出现阵发性哭闹、拒按腹部等症状

病因解析

1. 梗阻

阑尾是盲肠末端的一段细肠管，一旦梗阻，可使管腔内分泌物积存，内压增高，压迫阑尾壁阻碍远侧血供，在此基础上管腔内细菌侵入受损黏膜，易致感染。引起阑尾梗阻的主要原因有粪块、粪石、食物碎屑、蛔虫等，阑尾管狭窄或粘连也可导致阻塞，此外阑尾扭曲、水肿、病变也会使其排空受阻。

2. 感染

阑尾与盲肠相通，存有与盲肠内相同的大肠杆菌和厌氧菌。若阑尾黏膜稍有损伤，细菌侵入管壁，引起不同程度的感染，就会侵入阑尾，引起炎症。

3. 其他

急性阑尾炎发病与饮食习惯和遗传也有关。膳食纤维食入过少，会造成便秘，如果习惯性应用缓泻药会使肠道黏膜充血，发展为阑尾炎；遗传因素与阑尾先天性畸形有关；环境及精神因素的改变也会造成胃肠功能紊乱，从而引发阑尾炎。

如何预防宝宝急性阑尾炎

1. 日常饮食宜清淡，多吃含膳食纤维丰富的食物，不可过食肥腻、辛辣食物。

2. 炎热的夏季不可贪凉过度。顶着烈日回家不要直接从冰箱中拿出冰镇西瓜或其他饮料给宝宝大口饮用，以免刺激肠胃。

3. 饭后避免暴急奔走。日常生活中注意参加体育锻炼，以增强体质，增强宝宝自身的免疫功能。

4. 注意定时排便，保持大便通畅。

5. 有肠道寄生虫的宝宝应及时驱虫治疗。

6. 预防肠炎和感冒的发生，注意保暖，不要受凉。

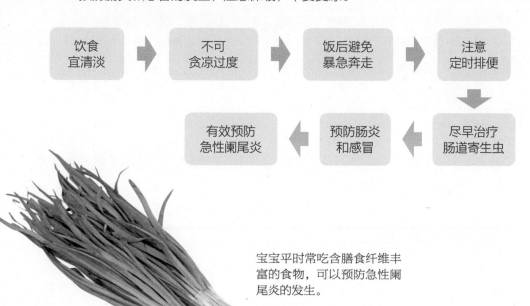

饮食宜清淡 → 不可贪凉过度 → 饭后避免暴急奔走 → 注意定时排便 → 尽早治疗肠道寄生虫 → 预防肠炎和感冒 → 有效预防急性阑尾炎

宝宝平时常吃含膳食纤维丰富的食物，可以预防急性阑尾炎的发生。

宝宝急性阑尾炎的家庭护理

● 非手术护理

1. 宝宝半坐，禁食1~2天，以减少肠胃蠕动，以利于炎症的消退。

2. 观察宝宝的体温、脉搏、呼吸，以及腹部体征的变化，每2~4小时测量一次。若短时间内体温升至38.5℃以上，脉搏每分钟100次以上，腹痛加重，甚至出现痢疾症状，要及时去医院就诊。

3. 腹痛宝宝在观察期间，禁止服用止痛药物。因为止痛后掩盖了病情，容易延误诊断而造成严重后果。

4. 禁食期间可以输液，若医生允许，可进食米汤、鸡蛋羹、藕粉之类的流质饮食。

5. 防止过度疲劳。因为过劳会使宝宝抗病能力下降，从而导致病情突然加重。

6. 调整饮食结构，多吃素、少吃荤；多吃软、少吃硬。少食辛辣油腻的食物，多食蔬菜水果，适当补充营养，加强身体锻炼。

● 手术后护理

1. 轻症宝宝术后6小时可开始进流质饮食，重症宝宝要待肠蠕动恢复（肛门有气体排出）后方可进流食。

2. 阑尾切除术后可并发内出血、切口感染、腹腔脓肿等，要加强护理。

3. 轻症宝宝在术后24小时即可下床活动，以增加肠胃蠕动、减少肠粘连发生的概率。

用药指导

阑尾炎要慎用药物，特别是一些解热镇痛药和消炎药，对胃肠刺激较大，严重时还会引起消化道出血甚至穿孔，最好不用或少用。

有便秘倾向的宝宝可试服通便药物，如麻仁润肠丸、通便灵、番泻叶等或用开塞露。但这只是暂时措施，不可长期依赖。

什么情况下必须就医

一旦发现宝宝有急性阑尾炎的症状表现，应及时去医院就诊。

改善急性阑尾炎这样吃

宜食

非手术

1. 对于那些具有清热解毒利湿作用的食物可以择而食之，如绿豆、豆芽、苦瓜、芹菜等。

2. 适量饮水。水既可以中和胃酸，减轻胃液对溃疡面的刺激，同时还可补充因腹泻造成的身体轻度脱水。

3. 饮食保持清淡，多食富含纤维的食物，以使大便保持通畅，如绿叶蔬菜、萝卜、豆类、水果、粗粮、香菇、木耳等。

阑尾炎手术后

1. 以清淡及好消化的食物为主，如小米粥、大米粥、馒头、牛奶、菜汤等。

2. 宜食香蕉、苹果等水果，它们均含有天然抗生素，可抑制细菌繁殖，增加大肠里的乳酸杆菌，促进肠道蠕动，有助于通便排毒。

3. 多喝鱼汤、鸡汤，对伤口的愈合很有好处。

4. 多食含维生素 C 的蔬果，可促进切口愈合。水果如柠檬、橙子、橘子、猕猴桃、草莓等；蔬菜如绿叶菜、甘蓝、青椒等。

5. 多喝温开水，每天 1000~1500 毫升为宜。

忌食

1. 生、冷、辛辣食品及冷饮，如姜、蒜、辣椒等。

2. 避免暴饮暴食，做到少食多餐。

3. 化学性刺激饮料，如咖啡、浓茶等。

4. 机械性刺激食物，如蒜薹、韭菜、豆芽。

5. 易产酸食物，如土豆、地瓜、糖醋食物。

6. 产气多的食物，如生葱、萝卜等。

7. 食盐不宜过多。

9. 对于温热性质的动物肉应该节制，如羊、牛、狗肉等。

10. 过甜的点心。

11. 要少食油炸及不易消化的食物。

PART
4
婴幼儿常见病预防调理

芹菜瓜仁汤 开胃通便

材料 芹菜 30 克，冬瓜仁 20 克，野菊花 30 克，藕节 20 克

做法

1. 芹菜择洗净，切小条。
2. 将各种材料全部置于锅中，加水煎，文火煮至沸腾。

1 岁以上

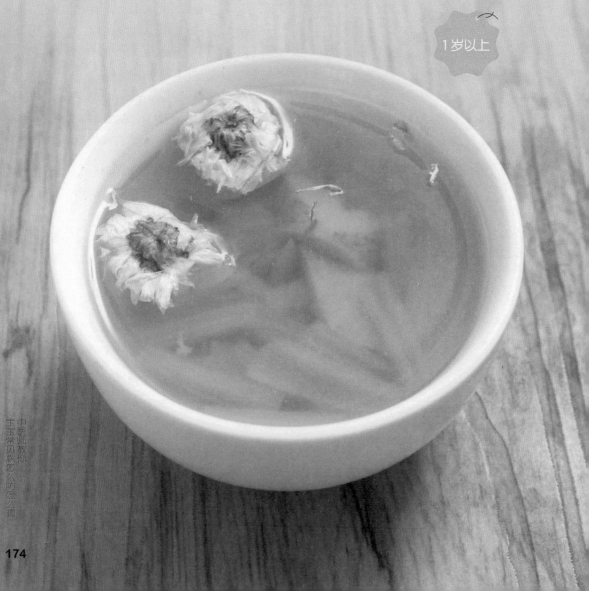

中医师教你
宝宝常见病怎么防怎么调

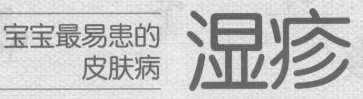

宝宝最易患的皮肤病 湿疹

婴幼儿湿疹，民间又称为"奶癣""奶疮""胎毒""湿毒"等，是婴幼儿常见的皮肤病。不过父母不必着急，除了病情较重的要去医院治疗外，一般情况下只要在家精心护理就可治愈。

宝宝湿疹小信号

湿疹主要发生在两颊、额部、眉毛、耳郭周围和下颌部，严重时可累及胸部和上臂，尤以皮肤皱褶处多发，比如肘窝、腋下等。宝宝通常在出生后一两个月开始发病，一般在两岁左右自行缓解。每年10月初冬到次年春夏季节较为多发。

湿疹开始时皮肤发红，上面有针头大小的红色丘疹，可出现水疱、脓疱、小糜烂面、潮湿、渗液，并可形成痂皮。痂脱落后会露出糜烂面，愈合后成红斑。数周至数月后，水肿性红斑开始消退，糜烂面逐渐消失，宝宝皮肤会变得干燥，而且出现少许薄痂或鳞屑。

湿疹的自觉症状为剧烈瘙痒，常引起患儿反复抓挠，特别容易引起继发感染，使原发病加重。婴幼儿湿疹常见的类型有3种，即渗出型、湿润型、脂溢型。

病因解析

1. 体质因素

由于宝宝皮肤角质层比较薄，毛细血管网丰富而且内皮含水比较多，对各种刺激因素较为敏感，容易发生病态反应。母乳、鱼、虾、蛋等食物，以及日光、湿热、寒冷、干燥、搔抓、摩擦、动物皮毛、花粉、灰尘、肥皂、药物、人造纤维、化妆品等，也可能成为一些特殊体质宝宝的过敏原进而诱发湿疹。另外，消化功能紊乱的宝宝也爱长湿疹或皮疹，有的宝宝是因为对乳类过敏而长湿疹。

2. 遗传因素

父母任何一方小时候长过湿疹，其宝宝也可能长湿疹；如果父母双方小时候都长过湿疹，宝宝长湿疹的可能性就更大了；有的父母到了成年期还不断长皮疹，皮肤很容易过敏，稍微不注意就长过敏疹，属于敏感型的皮肤，那么，其宝宝不但爱长湿疹，而且还常常比较重，持续时间比较长，反反复复不易治愈。

3. 精神因素

宝宝的精神状态与湿疹的发病也有明显的关系，如生活无规律、环境的变迁以及各种造成宝宝心情不愉快的事物，皆可造成湿疹的发作与加重。

辨别不同湿疹

症状
发生红斑、丘疹、丘疱疹，常因剧痒搔抓而显露有大量渗液的鲜红糜烂面。严重时会累及整个面部甚至全身。

易感人群
好发于较胖的宝宝。

渗出型湿疹

发病部位
多是颈部、额部、两脸颊部，分布比较对称。

易感人群
常见于较瘦的、营养状况比较差的宝宝。

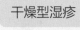

易感人群
多见于新生儿，常在宝宝出生后几日内发生。

发病部位
一般长在头皮、眉间等部位。

干燥型湿疹

脂溢型湿疹

发病部位
额部、头皮、两眉间、眉弓上及四肢外侧。

症状
皮肤发红，可见丘疹，有糠状鳞屑，看起来像是往下掉白皮似的，没有渗出，是干巴巴的样子。用手摸一摸，皮肤显得粗糙、发干。其阵发性的剧烈瘙痒会引起宝宝的哭闹。

症状
出现红色的疹子和浅色红斑，并且起皮屑和渗出少量黄水。以后形成黄色结痂，一般不流水，也不很痒。

如何预防宝宝湿疹

1. 留意宝宝周围的温度及湿度变化，避免皮肤暴露在冷风或强烈日晒下。夏天，运动流汗后，应仔细为宝宝擦去汗水；天冷干燥时，应替宝宝搽上防敏感的非油性润肤霜。

2. 宝宝的衣服要尽量保持宽松，不要穿太多，以免因过热而诱发湿疹。

3. 宝宝的贴身衣服和被褥以棉质为佳，避免化纤、羊毛制品对宝宝皮肤造成刺激；旧衣服对婴幼儿更有好处，前提是要用开水烫过、在阳光下暴晒，新衣服第一次穿之前最好用清水投洗；洗宝宝的衣服时，最好用宝宝专用洗衣液；勤给宝宝换衣服。

4. 经常剪短宝宝的指甲，减少抓伤的机会。

5. 给宝宝洗澡时，宜用温水和不含碱性的沐浴剂；宝宝的头发要经常清洗。

6. 保证宝宝的生活规律，避免精神紧张、过度劳累，平时要保持大便通畅，睡眠充足。

7. 过敏体质的宝宝要避免接触刺激因素，如某些特定的食物、花粉、尘螨和动物的皮毛等；同时增强宝宝的抵抗力，多让宝宝进行适当的运动，改善宝宝的过敏体质。

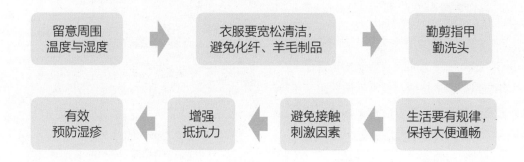

宝宝湿疹的家庭护理

● 寻找过敏原

找出导致宝宝湿疹的过敏原，以防再次诱发湿疹或加剧湿疹症状。首先观察宝宝是不是对食物过敏，特别是母乳、牛奶或鸡蛋等动物蛋白。

● 喂养

母乳喂养的妈妈最好避开牛奶、鸡蛋，多吃蔬菜、水果、豆制品和肉类食物，少吃鱼、虾、蟹等水产品；配方奶喂养的宝宝不要喂得过饱，消化不良会使湿疹加重；宝宝的食物要新鲜，避免吃含气体、色素、防腐剂、稳定剂或膨化剂的食物。

● 洗澡

洗澡时要注意清洗皮肤皱褶处，避免接触刺激性物质，不要用碱性肥皂和过烫的水清洗患处；洗澡的次数不宜过频；洗完澡后要用干净柔软的毛巾擦净身体，然后抹上护肤乳液。

● 防止抓破

定期为宝宝修剪指甲，以免宝宝用手抓破患处而引发感染。年龄较小的宝宝也可用软布松松地包裹双手，但要勤观察，防止线头缠绕手指。

● 停止疫苗接种

湿疹发病期间不要做卡介苗或其他预防接种；避免接触单纯性疱疹患者，以免诱发疱疹性湿疹。

● 衣着

给宝宝穿清洁、柔软、舒适的衣服，贴身衣服和被褥必须是棉质的，并且要常在阳光下晾晒；枕头要常换洗；给宝宝穿衣服要略偏凉，衣着应较宽松、轻软，过热、出汗都会造成湿疹加重。

● 环境

宝宝居室的温度、湿度应适宜，减少过敏原；室内保持通风，不要放地毯；打扫卫生最好湿擦，或用吸尘器来处理灰尘多的地方；带宝宝外出时不要让太阳直晒有湿疹的部位。

Tips

外耳道湿疹的治疗

由于各种原因的影响，婴幼儿时期的宝宝外耳道易患湿疹。在急性期合并感染时，可让耳科医生在宝宝外耳道局部涂用抗生素、激素软膏。

宝宝耳部应保持清洁干燥，特别是较难清理的部位应注意拿小棉签擦拭干净；病变部位不要用水洗，忌局部滴药，有渗出者可用生理盐水或3%硼酸水湿敷1～2天，待湿疹少时再用抗生素、激素软膏等药物治疗。

用药指导

婴儿湿疹的治疗应在皮肤科医生的指导下进行，家长切不可滥用抗生素，不要随便给宝宝涂药，也不要随便使用单方、偏方，以免加重过敏。在用药期间要观察宝宝的各项反应，如果不良反应太大，应及时停止并就医诊治。

什么情况下必须就医

宝宝湿疹若不适当治疗，患部会蔓延扩大，引起严重病变。因此宝宝患湿疹严重时要及时请皮肤科医生治疗。

改善宝宝湿疹这样吃

宜食

1. 宝宝的饮食宜清淡。

2. 多让宝宝喝水，可以选择饮用一些富有营养的汤羹、汁饮。

3. 宜选择一些清热解毒的食品给宝宝食用，如绿豆、百合、冬瓜、丝瓜、鲜藕、红白萝卜等。

4. 多给宝宝吃一些富含维生素、矿物质的食物，如新鲜蔬菜和水果。

忌食

1. 宝宝的辅食要避免容易导致过敏的食物，如牛奶、羊奶、海鲜、莴笋等。

2. 鸡肝、牛肉、香肠等，这些食物的组胺含量非常高，易导致湿疹的发生。

Tips

添加宝宝辅食时，每次只添加一种，3~5天后，若宝宝完全能接受，再添加另一种新食物，且都要从少量逐渐增加，以减少食物过敏的发生。同时，也容易辨别引起过敏的食物。

PART 4

婴幼儿常见病预防调理

苦瓜苹果饮

促进消化

材料 苦瓜25克，苹果50克

调料 白糖、盐各适量

做法

1. 苦瓜洗净，去瓤，切丁，用盐水浸泡10分钟。

2. 苹果去皮，切小块。

3. 苦瓜丁沥干，和苹果块一同倒入料理机，加入适量清水，打成汁。

4. 过滤取汁倒入杯中，加白糖调匀即可。

对症功效

苦瓜可起到清热消暑、养血益气、滋肝明目的功效，还能提高机体应激能力、保护心脏。苹果则能促进排便，有利于毒素的排出。

1岁以上

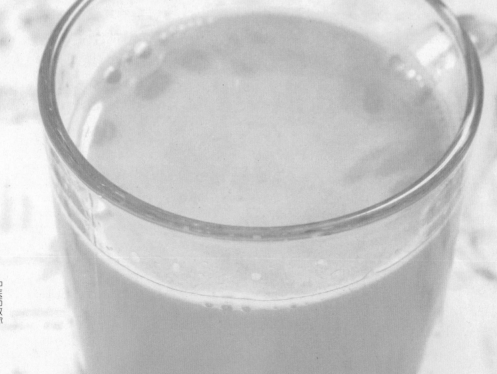

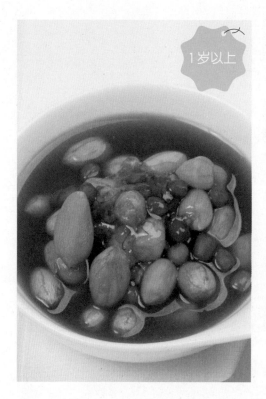
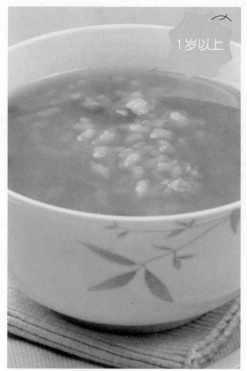

1岁以上

1岁以上

花生红豆汤 利尿除湿

材料 红豆 30 克，花生米 50 克
调料 糖桂花 5 克
做法

1. 红豆与花生米淘洗净，用清水浸泡
   2 小时。
2. 将泡好的红豆与花生米连同清水一并
   放入锅中，开大火煮沸。
3. 转小火煮 1 小时，放入糖桂花搅匀
   即可。

对症功效

红豆能利尿除湿，花生有补血的效
果，此汤能补血、利尿除湿。

绿豆粥 清热解毒

材料 绿豆 20 克，粳米 75 克
调料 白糖适量
做法

1. 将绿豆、粳米淘洗干净。
2. 锅中加适量水，将绿豆、粳米一同放
   入锅中，待绿豆将开花未开花时，加
   入白糖搅匀即可。

❤ 大厨支招

事先将绿豆和粳米浸泡一下，这样
煮粥更容易软烂，营养更不容易流
失，清热解毒的效果更好。

PART
4

婴幼儿常见病预防调理

水痘

宝宝长了"小珍珠"

水痘是在宝宝幼儿期常见的一种疾病，传染性非常强，是由水痘病毒引起的，会破坏宝宝体内很多营养成分。

宝宝水痘小信号

水痘在学龄前宝宝身上较多见，常以托儿所、幼儿园等暴发群体性感染的形式出现。该病为自限性疾病，病后可获得终身免疫，但有时也会在多年后感染复发而出现带状疱疹。

该病通常有 2~3 周的潜伏期，在晚冬和春季发病率最高。开始时会出现一两个红色米粒大的斑疹，半天到第二天就遍及全身，并变成绿豆大小的透明水疱，水疱壁较薄且容易破，周围有红晕，疱液为清水样。一两日后变成发白、有浑浊液体的脓包，瘙痒难耐。有的宝宝会有轻度的头痛、37~38℃的发热现象。容易引发口腔溃疡，进食时宝宝会感到疼痛。

水疱在 3~4 日后逐渐变干，形成黑色的疮痂。严重的水痘患者红色皮疹、水疱、疮痂混杂在一起，1~2 周所有的水疱变成疮痂。

病因解析

水痘是由水痘、带状疱疹病毒初次感染引起的急性传染病，潜伏期约为 2 周，冬春两季多发。其传染力很强，通过患者的喷嚏、咳嗽的飞沫或者接触发疹者传播。

如何预防宝宝水痘

1. 帮宝宝养成良好的卫生习惯，勤给宝宝洗手。
2. 避免带宝宝去人多的地方。

3. 日常饮食增加富含维生素 C 的食物，增强宝宝的免疫功能。

4. 平时让宝宝多锻炼身体，提高抗病能力。

5. 尽量避免宝宝接触水痘患者，以防感染。

6. 接种疫苗是最有效的预防措施。

7. 如果宝宝不慎接触水痘患者，可在 3 日内注射水痘、带状疱疹免疫球蛋白或高效价带状疱疹免疫血浆，以减少宝宝发病的概率。

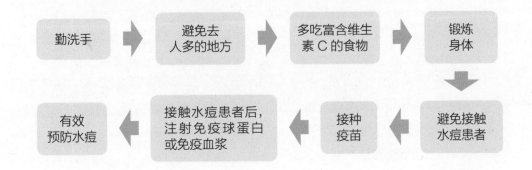

宝宝水痘的家庭护理

1. 宝宝出水痘后，要穿宽松舒适的衣服，并且要勤换洗，保持皮肤清洁。

2. 给宝宝剪短指甲，并告诉宝宝不要去抓痒；如果宝宝太小，听不懂大人的话，要用纱布做成手套给宝宝戴上。

3. 餐具要煮沸消毒 5~10 分钟，玩具、家具、地面可用肥皂水或来苏水擦洗消毒。

4. 水疱变成疮痂之前应避免洗澡，可以用淋浴冲洗。另外，如果水疱破裂，很容易污染衣物、被褥，所以应注意给宝宝勤换内衣、睡衣、床单、枕头等。

5. 在痂皮脱落前，不要让宝宝和其他宝宝接触，以免传染给别的宝宝。

6. 从出痘到变成疮痂之前，要保持安静，注意休息。

用药指导

当宝宝出水痘时，家长可在宝宝的皮疹患处涂上医生建议用的软膏，以减轻宝宝的瘙痒感。

改善水痘这样吃

宜食

1. 妈妈要鼓励宝宝多喝水。

2. 宝宝的饮食要易消化和营养丰富，清淡、爽口的半流食或软食较好。

3. 增加柑橘类水果和果汁，并在宝宝的食物中增加麦芽和豆类制品，有助于减轻宝宝的水痘症状。

4. 宜食胡萝卜、莲藕、荸荠、绿豆等清热去火的食物。

忌食

1. 温热、辛燥、刺激性强的食物，如姜、蒜、葱、韭菜、洋葱、芥菜、蚕豆、荔枝、桂圆、羊肉、海虾、海鱼、酸菜、醋等，不利于水痘的消退，反而可能使水痘增多、变大，延长病情。

2. 不宜给宝宝吃温热的补品和过甜、过咸、油腻的食物。

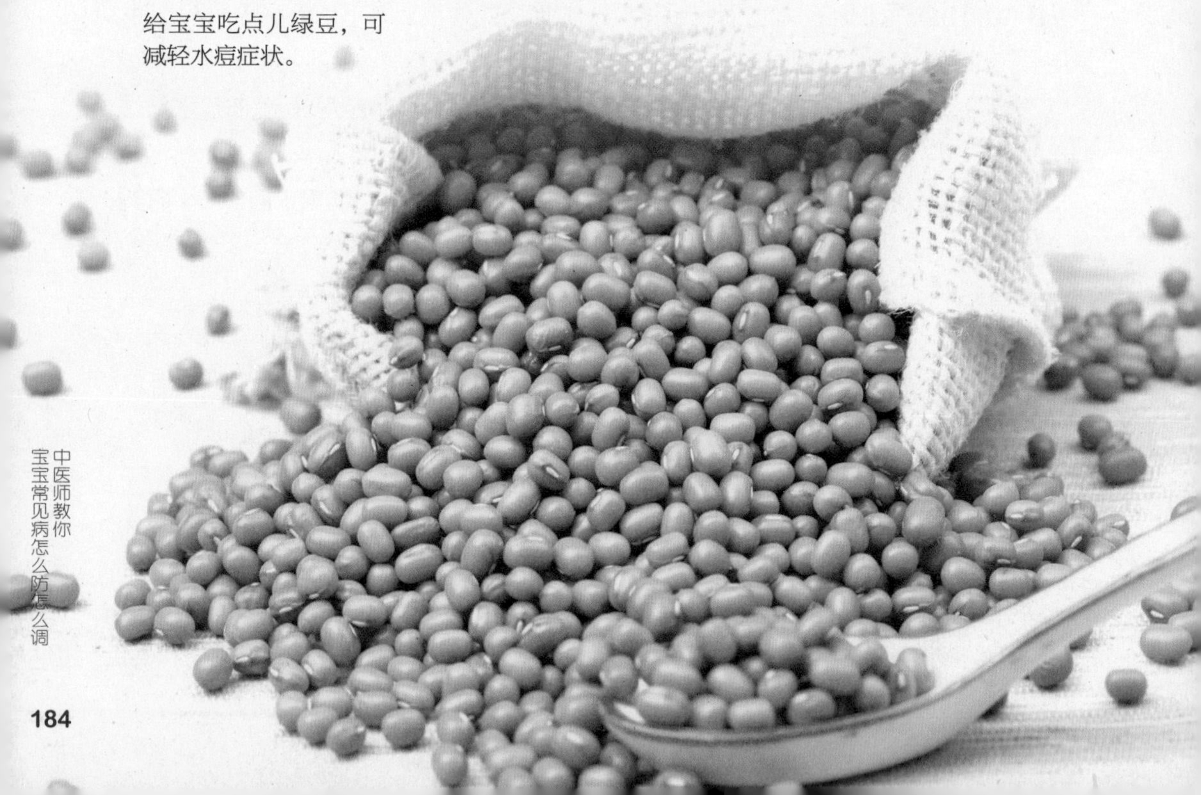

给宝宝吃点儿绿豆，可减轻水痘症状。

中医师教你
宝宝常见病怎么防怎么调

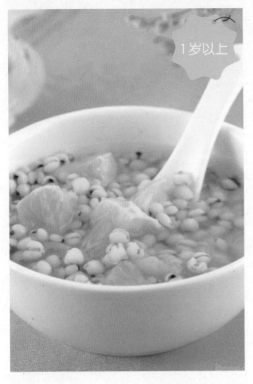

1岁以上

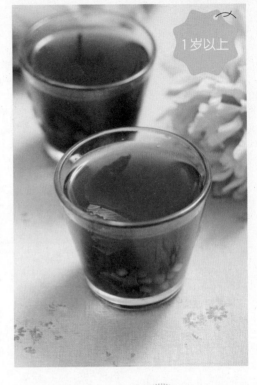

1岁以上

薏米橘羹 （增强 免疫功能）

材料 金橘 300 克，薏米 100 克

调料 白糖、糖桂花、水淀粉各适量

做法

1. 将薏米淘洗干净，用冷水浸泡 2 小时；将橘子剥皮，掰成瓣，切成丁。

2. 锅置火上，加入适量清水，放入薏米，用大火煮沸后，改小火慢煮。

3. 到薏米烂熟时加白糖、糖桂花、橘子丁烧沸，用水淀粉勾稀芡即可。

> **对症功效**
>
> 薏米能促进新陈代谢；橘子能增强免疫功能。

薄荷豆饮 （清热 利湿）

材料 绿豆、赤小豆、黑豆各 10 克，薄荷 5 克

调料 白糖适量

做法

1. 将三种豆洗净，温水浸泡 1 小时。

2. 锅内加入清水，放入豆子和薄荷，一同煮沸后用小火炖熟。

3. 在饮用前加白糖即可。

> **对症功效**
>
> 本汤饮具有清热、解毒、利湿的功效，对宝宝的水痘有较好的治疗效果。

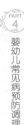

PART 4

婴幼儿常见病预防调理

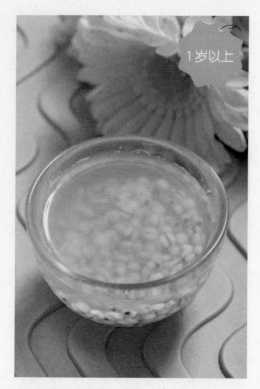

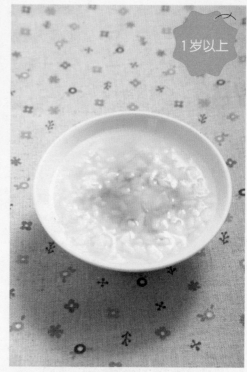

柠檬薏米水 （祛湿除痘）

材料 薏米 50 克，柠檬 15 克
调料 白糖适量
做法
1. 柠檬去皮，榨成柠檬汁；薏米淘净。
2. 薏米倒入锅中，加水煮软烂。
3. 在锅内加白糖至溶化，稍微凉一下，倒入柠檬汁，搅匀即可。

对症功效

薏米有祛湿的功效，柠檬对视力和免疫功能有很好的提高效果，很适合宝宝夏日适量饮用。

蔗汁蜂蜜粥 （解毒利湿）

材料 甘蔗汁 100 毫升，蜂蜜 50 毫升，大米 50 克
做法
1. 将大米煮粥。
2. 待米粥煮熟后调入甘蔗汁，再煮 1~2 分钟，待粥稍凉调入蜂蜜即可。

对症功效

甘蔗汁清凉，榨汁后饮用可清热解毒，此粥中加入甘蔗汁既可帮助病毒透发，亦可加快病体痊愈。

脾胃虚弱惹的麻烦 流涎

流涎亦称小儿流涎，是幼儿最常见的疾病之一。多见于1岁左右的婴儿，常发生于断奶前后，是一种以流口水较多为特征的病症。

宝宝流涎小信号

脾胃比较虚弱的宝宝容易发生消化不良，导致在1岁左右断奶前后流口水的现象发生。

病因解析

流涎的原因很多，一般分为生理性和病理性两大类。

1. 生理性

由于婴儿的口腔浅，不会节制口腔的唾液。新生儿期唾液腺不发达，到第五个月以后，唾液分泌增加，6个月时，牙齿萌出，对牙龈三叉神经的机械性刺激使唾液分泌也增多，以致流涎稍多，均属生理现象。随着年龄的增长，口腔深度增加，婴儿能吞咽过多的唾液，流涎自然消失。

2. 病理性

病理性流涎是指婴儿不正常地流口水，常有口腔炎、面神经麻痹，伴有小嘴㖞斜、智力下降等。另外，唾液分泌功能亢进、脾胃功能失调、吞咽障碍、脑膜炎后遗症等均可引起病理性流涎。

如何预防宝宝流涎

1. 6个月以上的宝宝可以让他们啃点磨牙饼干，可减少牙龈不适，刺激乳牙萌出，减少流涎。

2. 妈妈们不要等到宝宝15个月以上断奶，然后才给宝宝添加辅食，这样的宝宝脾胃虚弱，流涎的发生率较高。

3. 6 个月后，应帮助宝宝养成吞咽唾液的习惯，如可以在宝宝口中放块冰糖。

4. 平时不要捏宝宝的脸颊，这样容易造成宝宝流涎。不要让宝宝吸吮手指，以减少口腔刺激，防止宝宝唾液量的增加。

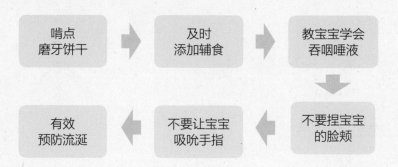

宝宝流涎的家庭护理

1. 宝宝口水流得较多时，妈妈须注意护理好宝宝口腔周围的皮肤，每天至少用清水清洗两遍，让宝宝的脸部、颈部保持干爽，避免患上湿疹。

2. 唾液中含有口腔中的一些杂菌及淀粉酶等物质，对皮肤有一定的刺激作用，如果不精心护理，口周皮肤就会发红，起小红丘疹，这时须涂上一些婴儿护肤膏。

3. 不要用较粗糙的手帕或毛巾在宝宝的嘴边抹来抹去，容易损伤皮肤。要用非常柔软的手帕或餐巾纸一点点沾去流在嘴巴外面的口水，让口周保持干燥。

4. 为防止口水将颈前、胸上部衣服弄湿，可以给宝宝挂个全棉的小围嘴，柔软、略厚、吸水性较强的布料是围嘴的首选。

5. 宝宝在乳牙萌出期齿龈发痒、胀痛、口水增多，可给宝宝使用软硬适度的口咬胶。

用药指导

如果局部需要涂抹抗生素或止痒的药膏，擦药的时间最好在宝宝睡前或趁宝宝睡觉时，以免宝宝不慎吃入口中，影响健康。

什么情况下必须就医

如果皮肤已经出疹子或糜烂，最好去医院诊治。在皮肤发炎期间，更应该保持皮肤整洁、清爽，并依症状治疗。

　　如果到了2岁以后宝宝还在流口水，就可能是异常现象，宝宝有可能是脑瘫、先天性痴呆等。应去医院做全面检查，以便确诊。

改善流涎这样吃

宜食

　　1. 对于脾胃积热的宝宝，妈妈们应选择清热养胃、泻火利脾的食物，如绿豆汤、丝瓜汤、雪梨汁、西瓜汁、芦根汁、金银花露等。

　　2. 脾胃虚寒的宝宝，妈妈们可选择虾、海参、羊肉、韭菜、花生、核桃等具有温和健脾作用的食物。

　　3. 给宝宝吃些容易消化吸收的新鲜蔬果，不容易为肠胃带来负担，还可增强宝宝的抗病能力。

忌食

　　脾胃积热的宝宝应避免食用刺激性的食物，如辣椒、姜、蒜等，这类食物不利于宝宝流涎症状的康复，甚至导致病症加重。

给宝宝吃些容易消化吸收的新鲜蔬果，不容易给肠胃带来负担，还可增强宝宝的抗病能力。

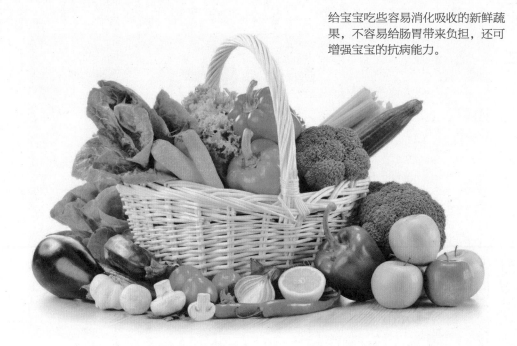

雪梨鸡蛋羹 生津润燥

材料 雪梨 50 克，鸡蛋 60 克

调料 酸牛奶、冰糖各适量

做法

1. 梨去皮和核，洗净切薄片；鸡蛋打散。
2. 将酸牛奶倒入锅中，加梨片和冰糖，小火煮。
3. 待梨煮软，冰糖溶化后，关火晾凉。
4. 将鸡蛋液倒入做好的梨汁中，装入容器中，盖上保鲜膜。
5. 将其放入蒸锅中，大火蒸成羹即可。

对症功效

雪梨中含有苹果酸、柠檬酸、胡萝卜素等，能生津润燥、清热化痰，特别适合秋季食用，对咽喉干燥、便秘、流涎等有很好的调理作用。

1 岁以上

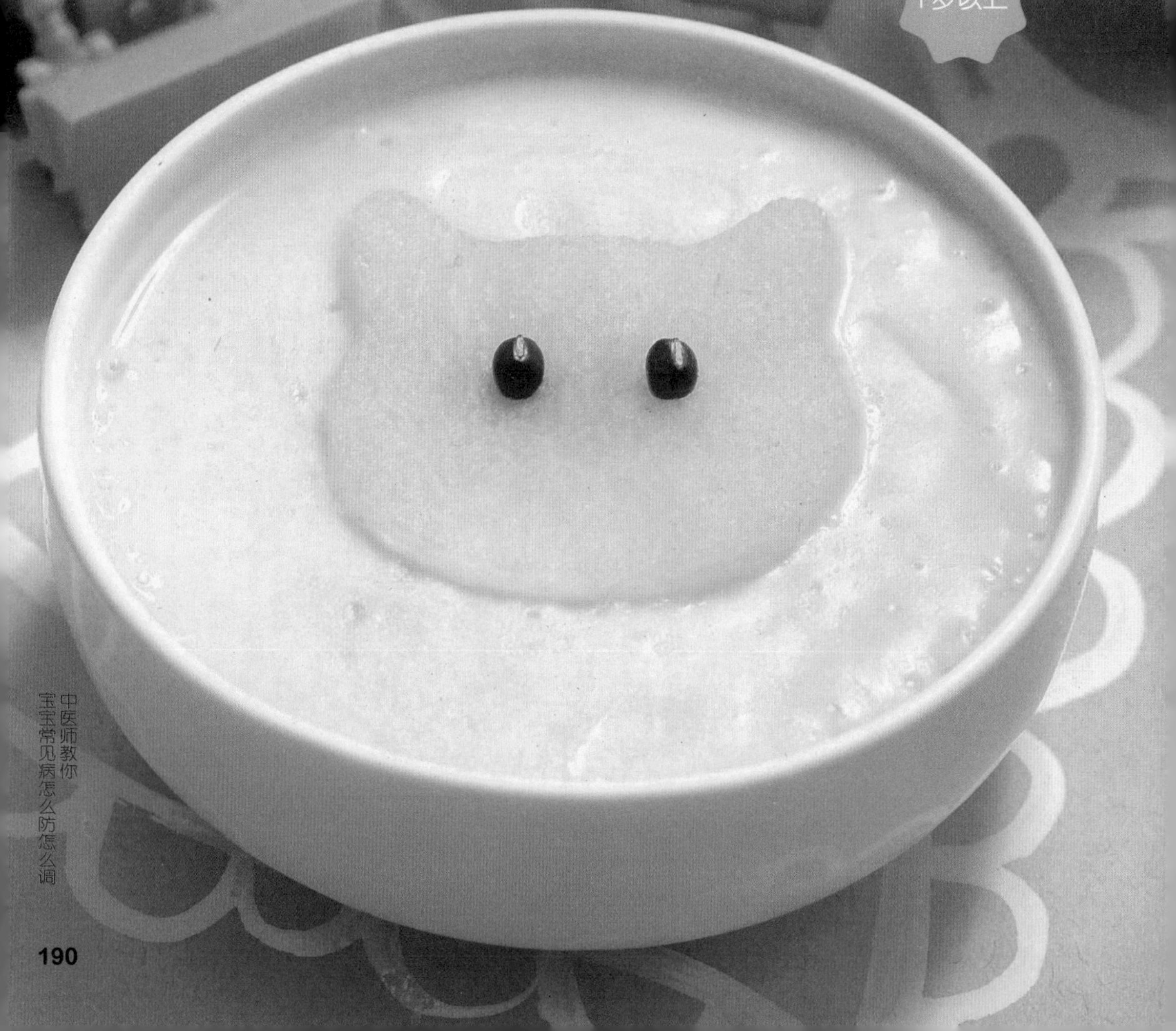

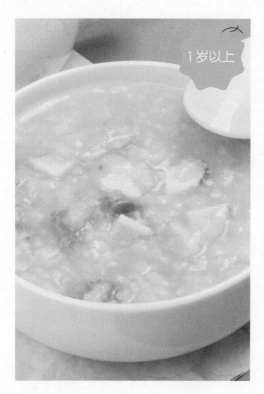

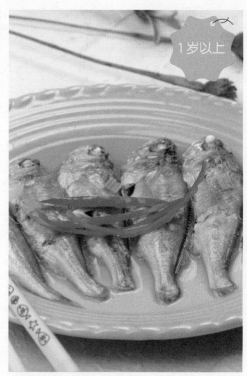

1岁以上

1岁以上

羊肉山药粥 （温脾暖胃）

材料 羊瘦肉、淮山药各30克，大米
50克

调料 姜片5克，盐2克

做法

1. 羊肉洗净，切成小丁；淮山药去皮，
切丁；大米淘洗干净。

2. 将切好的羊肉和山药放入锅内，加入
大米、姜片、适量水煮成粥。

3. 取出姜片，加入盐调味即可。

> **对症功效**
>
> 此粥有益气补虚、温中暖下的作用，
> 对宝宝胃肠有很好的补益效果，可
> 减轻宝宝流涎的症状。

清蒸小黄鱼 （锻炼咀嚼）

材料 黄鱼250克，红椒丝15克

调料 葱丝、姜丝、蒜丝各3克，盐2
克，芝麻油适量

做法

1. 将小黄鱼洗净，清除内脏，放盐腌一下。

2. 将腌好的小黄鱼排放在盘中，撒上葱、
姜、蒜、红椒丝。

3. 锅内放适量水烧开，小黄鱼隔水蒸熟，
淋上芝麻油即可。

> **对症功效**
>
> 鱼肉质韧，可以锻炼宝宝的咀嚼能
> 力。宝宝咀嚼食物的肌肉发达了，
> 吞咽能力加强了，就不会流口水了。

婴幼儿常见病预防调理

牙痛

警惕宝宝 出牙期不适

长牙是宝宝成长过程中一个重要的里程碑，通常很顺利，但有些宝宝长牙时可能会出现一些症状，如发热、拉肚子、脱水、流口水、皮肤起疹及肠胃不适等。所以当宝宝到出牙期，父母一定要加倍照顾宝宝。

宝宝牙痛小信号

出牙期指宝宝第一套牙齿萌出所需的时间。出牙期的时间因人而异，早一点的宝宝从出生后 3 个月开始，最晚的宝宝则要等到出生后 12 个月，整个过程大概持续 2 年左右。在此期间，宝宝可能会出现出牙期不适，爸爸妈妈要细心呵护，警惕不良反应。

宝宝出牙期，一般都会流口水，或把小手伸到口腔内抓挠。父母仔细检查宝宝的口腔，就会发现局部牙龈发白或稍有充血红肿，触摸牙龈时有牙尖样硬物感。有些宝宝出牙期没有明显不适表现，但大多数宝宝会表现出各种各样的症状。

● 出牙期不适症状

1. 发热

有的宝宝牙齿刚刚萌动的时候，会出现不同程度的发热。只要体温不超过 38℃，精神好、食欲旺盛，就不用做特殊处理，多喝一些白开水即可。

2. 咳嗽

出牙过程中会分泌较多的唾液，过多的唾液刺激会使宝宝出现反胃或咳嗽的现象。

3. 疼痛

疼痛和不舒服是出牙过程中不可避免的。疼痛是因为牙床发炎，而发炎是柔软的牙床纤维对付逼近的牙齿的唯一方法。尤其是长第一颗牙及臼齿时最不舒服。出牙的宝宝常常拉自己的耳朵或摸脸颊，这就是因为牙床的疼痛可能沿着神经传到耳朵及颚部，尤其是长臼齿时。

中医师教你
宝宝常见病怎么防怎么调

4. 腹泻

少数宝宝出牙时会伴有腹泻现象。

5. 流涎

出牙前两个月左右，大多数宝宝就会流口水，多为出牙期的暂时现象。

6. 烦躁

出牙前的宝宝会出现啼哭、烦躁不安等症状。

7. 牙床出血

有些宝宝长牙会造成牙床内出血，形成一个瘀青色的肉瘤，可以用冷敷来减轻疼痛，加速内出血的吸收。

8. 啃咬

宝宝看到什么东西，都会拿来放到嘴里啃咬一下。其目的是想借啃咬来减轻牙床的疼痛和不舒服。

其他不适有牙龈红肿、入睡困难、激惹行为等。

病因解析

牙齿萌出是正常的生理现象。大多数宝宝在6个月左右开始长牙。出牙的过程是覆盖牙齿上的牙槽骨自动吸收，牙根生长，将牙冠顶出牙龈。当牙冠将牙龈顶开一个小口以后，牙冠与牙龈之间的潜在间隙与口腔相通，口腔里的细菌就会进入这个间隙，可使牙龈发生轻度炎症，出现红肿痒痛。

如何预防宝宝牙痛

1. 补充钙质。哺乳的妈妈要多食用含钙多的牛奶、豆类等食物，宝宝可在医生的指导下补充钙剂。

2. 加强宝宝的口腔卫生。在每次哺乳或喂辅食后，给宝宝喂点温开水冲冲口腔，同时每天早晚2次用宝宝专用的指套牙刷给宝宝刷洗牙龈和刚露出的小牙。

3. 如果是母乳喂养，增加喂奶的次数，让宝宝感觉舒服。

4. 如果宝宝不想进食固体食物，可以提供一些较凉的流食，如冰激凌、酸奶和果冻。

5. 如果宝宝拒绝用奶瓶进食，可以改用茶杯试试看。

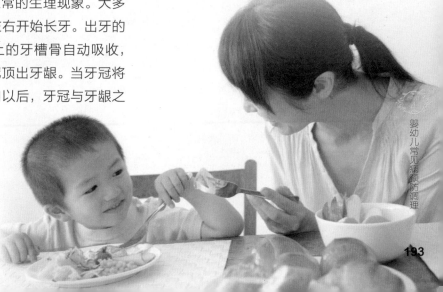

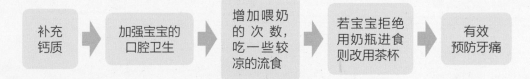

补充钙质 ➜ 加强宝宝的口腔卫生 ➜ 增加喂奶的次数,吃一些较凉的流食 ➜ 若宝宝拒绝用奶瓶进食则改用茶杯 ➜ 有效预防牙痛

宝宝牙痛的家庭护理

宝宝牙齿生长的好坏不仅关系到面部的美观,更直接影响宝宝的生长发育。因此,做好宝宝出牙前后的家庭护理极为关键。

Tips

如何清洁乳牙

宝宝能吃固体食物前,一般不需要专门给宝宝清洗牙齿。哺乳或喂饭后可以给宝宝喂些温开水,清洁牙齿。

宝宝开始吃固体食物后,就要每天一早一晚给宝宝刷牙了,八九个月大的宝宝,妈妈可以用套在手指上的软毛牙刷清洁牙齿,不必用牙膏,但要注意让宝宝饭后漱口。

随着宝宝乳牙长齐,就应使用儿童牙刷和牙膏了。

刷牙习惯从现在开始培养

从宝宝长牙开始到3岁,妈妈最好每天为宝宝刷牙,且仔细地从里到外、从上到下刷。长大后,即使没有进行任何专门指导,宝宝也完全可以根据口腔的感觉掌握正确的顺序和动作。

有的成年人做不到早晚两次刷牙,那是因为儿童时期没有养成按时刷牙的好习惯,任何教育都很难改变婴幼儿时期养成的习惯。一旦我们帮助宝宝掌握了正确的刷牙方法,并养成按时刷牙的好习惯,他就会把这个习惯保持下去。对于爸爸妈妈来说,这是一项一劳永逸的教育。

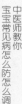

1. 出牙前的宝宝出现啼哭、烦躁不安等症状时，让宝宝咬消过毒的磨牙饼、切成条状的生胡萝卜和苹果等，并转移宝宝的注意力，通常会安静下来。

2. 妈妈将自己的手指洗干净，帮助宝宝按摩牙床。刚开始宝宝可能会因摩擦疼痛而稍加排斥，但当发现按摩后疼痛减轻了，就会安静下来并愿意让妈妈用手指帮自己按摩牙床了。

3. 宝宝牙床出血时，可以用冷敷来减轻疼痛，加速内出血的吸收。一条蘸满冷水的毛巾就可以起到类似的效果；或是一些特制的、能够被冷冻的牙齿玩具也同样有用。

4. 当宝宝大便次数增多但水分不多时，应暂停给宝宝添加其他辅食，以粥、汤、面条等易消化的食物为主，同时要注意餐具的消毒。

5. 为了保护宝宝的安全，要对家庭环境进行清理，不能让宝宝找到可以放到嘴里引起窒息的东西，如插头、电线、小的坚硬物或装有有毒物质的瓶子及容器。在这一时期，宝宝有把他看见的任何东西都塞入嘴里的倾向。

6. 定期清洗玩具，根据上面齿痕的多少可看出宝宝萌出了多少颗牙齿。

用药指导

一些非处方药物也可用来缓解肿胀的牙龈，这些药物中往往含有局部麻醉剂，提供相对短暂的止痛效果，给宝宝服用前，父母必须咨询医生，在医生指导下给宝宝服用，宝宝服用后，也应密切观察，如果宝宝出现过敏现象，必须立即停止使用该药物。

Tips

如何避免宝宝咬妈妈的乳头

当宝宝咬乳头时，妈妈马上用手按住宝宝的下颌，宝宝就会松开乳头的。如果宝宝要出牙，频繁咬妈妈的乳头，喂奶前可以给宝宝一个空的橡皮奶嘴，让宝宝吸吮，磨磨牙床。10 分钟后，再给宝宝喂奶，就会减少咬妈妈乳头了。

什么情况下必须就医

宝宝一旦出现以下情况之一，要立即将其送往医院。

如果宝宝体温超过 38.5℃，并伴有烦躁哭闹、拒奶等现象，则应及时就诊，请医生检查看是否合并其他感染。

有些宝宝出牙时会有腹泻，若每天多于 10 次且水分较多时，应及时就医。

改善牙痛这样吃

及时正确地添加辅食是宝宝的牙齿和口腔健康发育的保障。辅食不仅为宝宝乳牙生长提供了必要的营养，而且饼干、苹果条等食品还能有效锻炼宝宝乳牙的咀嚼能力，有助于宝宝牙齿的健康发育。

出牙期间要给宝宝适量增加能补充钙、磷等矿物质及多种维生素的食物。钙和磷等矿物质是组成牙骨质的主要成分，而牙釉质和骨质的形成又需要大量的 B 族维生素和维生素 C，牙龈的健康也离不开维生素 A 和维生素 C 的供给。长期缺乏维生素 A 或维生素 C，牙齿就会长得小而稀疏，甚至参差不齐。因此，及时为宝宝提供充足的钙、磷等矿物质和各种维生素对乳牙发育极为重要。

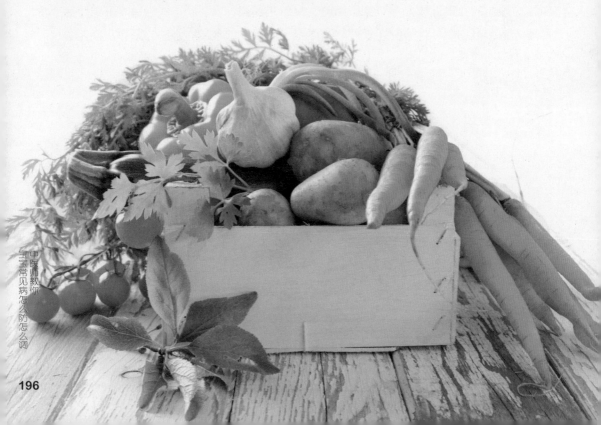

火腿土豆泥 清热祛火

材料 土豆 50 克，火腿 10 克

调料 黄油适量

做法

1. 土豆去皮，洗净，切成小块；火腿切末。

2. 煲锅置火上，加入适量清水，放入土豆块，小火炖至烂，关火，捞出土豆块，放入盘中，用勺捣成泥状。

3. 将火腿末、黄油放入土豆泥中，搅匀即可。

对症功效

中医认为，土豆味甘、性平，具有补脾益气、清热降火、缓解牙痛的功效。

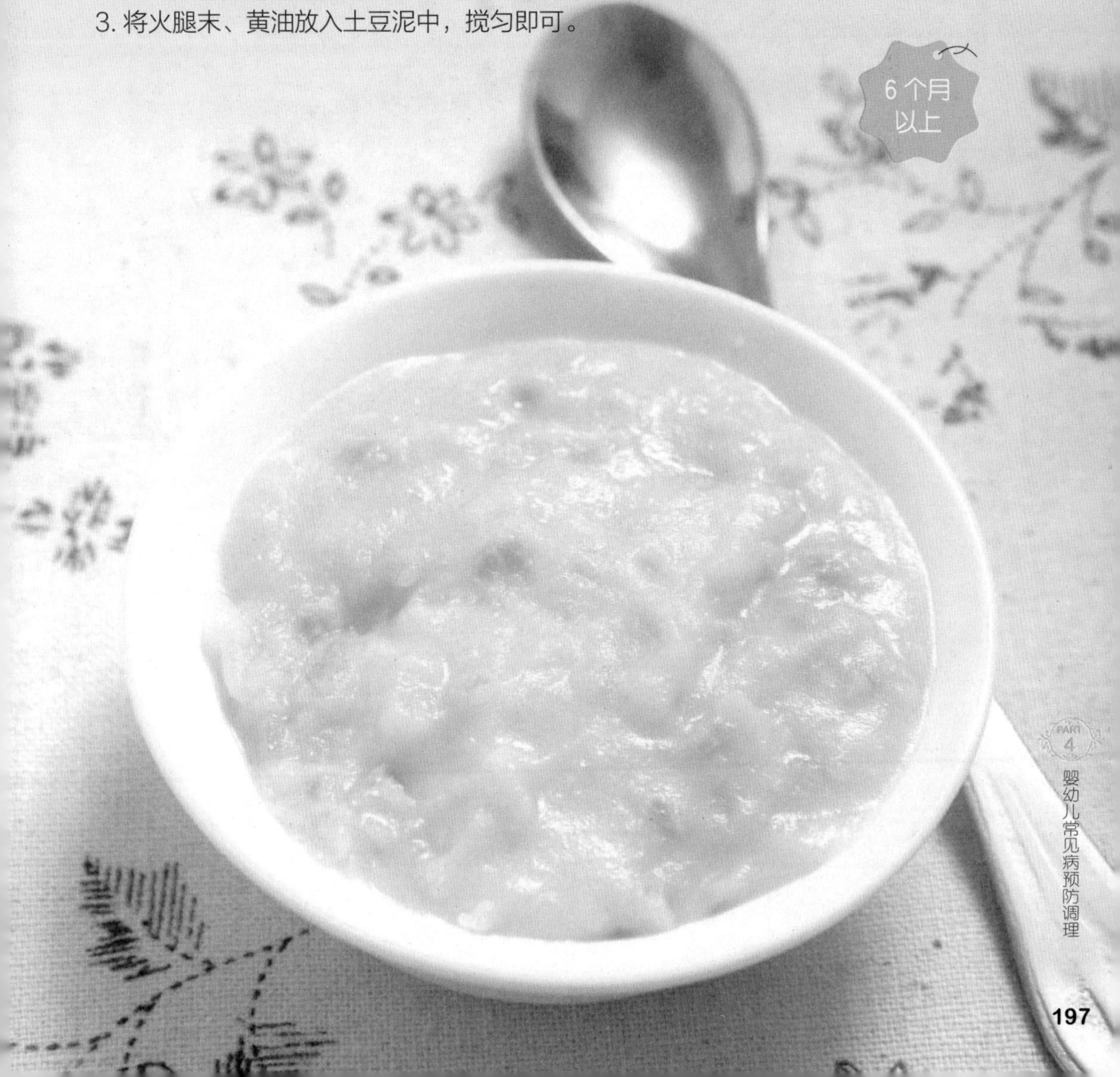

6个月以上

PART 4 婴幼儿常见病预防调理

197

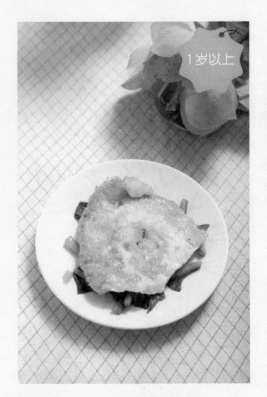

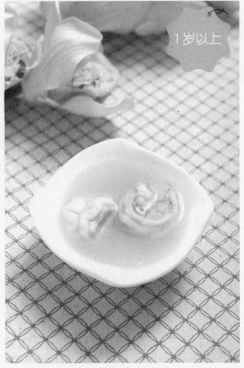

1 岁以上

1 岁以上

菠菜托鸡蛋 （清热 解毒）

材料 菠菜 250 克，鸡蛋 2 个
调料 植物油、盐各适量
做法

1. 菠菜去根、黄叶，用清水洗净，放入
   沸水中烫软，捞出后过凉，挤干水分，
   切段；鸡蛋打到碗内，加入少量盐搅匀。
2. 锅内油烧至八成热，放入菠菜段翻炒，
   加盐调味后装盘摊平。
3. 平底煎锅内放油，抹匀，放入鸡蛋液煎
   至两面金黄色，盛在摊平的菠菜上即可。

对症功效

具有利尿消炎、清热利咽、消火镇痛
的功效，可以改善上火引起的牙痛。

清汤虾仁 （均衡 营养）

材料 虾仁 300 克，鸡蛋 1 个（取蛋清）
调料 盐、淀粉、料酒、高汤各适量
做法

1. 虾仁去除沙线，用清水洗净，放入碗
   内，加入蛋清、淀粉、料酒抓匀。
2. 砂锅置火上，倒入高汤烧沸，放入虾
   仁烧沸，撇去浮沫，加盐调味即可。

对症功效

鸡蛋清性微寒而气清，能通经补气，
润肺利咽，清热解毒，有助于缓解
火热毒引起的牙痛。

扁桃体炎

杀菌解毒是关键

扁桃体是位于口咽部上皮下的淋巴组织团块，有防止病毒和细菌从口鼻深入身体的作用。扁桃体在机体抵抗力低时会感染细菌或病毒，引起炎症，进而使宝宝出现发热、咳嗽等病症。

宝宝扁桃体炎小信号

扁桃体炎有急性和慢性之分，其症状表现也不相同。

● 急性扁桃体炎

症状较明显，起病急，宝宝有低热或高热，咽痛，伴有恶寒、乏力、头痛、全身痛、食欲缺乏、恶心和呕吐等症状。扁桃体部位有明显的充血和肿大，小窝口处有黄白色脓点状的渗出物，黏膜处也可见黄白色的脓状隆起。家人在辨别症状时不能只凭全身症状，而应重点检查宝宝的咽部，若有明显充血和肿大，就可做出正确判断。

● 慢性扁桃体炎

多无明显自觉症状，偶尔表现为咽干、发痒、有异物感等，常反复发作，可能会有急性发病史。颌下淋巴结会经常性肿大，可以摸到球结状的硬块，肿胀情况可能会持续数周。

病因解析

1. 感染因素

扁桃体炎的主要致病菌为乙型溶血性链球菌，临床表明，流感病毒、肺炎双球菌及腺病毒等也可引发本病，细菌和病毒混合感染者也较多见。引发扁桃体炎的病原体可通过飞沫、食物或直接接触而传播，具有传染性。

PART
4

婴幼儿常见病预防调理

2. 免疫功能低下

病原体常存在于正常人的口腔及扁桃体内而不致病，当某种因素使宝宝全身或局部抵抗力降低时，病原菌会"乘虚而入"，从而导致本病的发生。因此，扁桃体炎经常光顾那些营养不良、消化不良、佝偻病、平时缺乏锻炼及过敏体质的宝宝，因为他们的抵抗力都较低，受寒、湿热天气、疲劳过度等均可成为扁桃体炎的诱因。

3. 自身因素

与成年人相比，婴幼儿鼻腔及咽部相对狭小，而且位置较垂直，鼻咽部有丰富的淋巴组织，很容易感染病菌。

如何预防宝宝扁桃体炎

● 增强宝宝的抵抗力

天气好时常带宝宝到户外锻炼，增强机体的抵抗力和抗病能力。但是，不要带抵抗力差的宝宝到环境差、空气污浊的场所，以免感染病菌，引起疾病的发生。

● 注意增减衣物

天气变化或早晚温差大时，要注意及时给宝宝增减衣服，以防受寒或出汗后受风，引起上呼吸道疾病。

● 注意口腔卫生

让宝宝养成早晚刷牙的好习惯，饭后要用温水漱口，以保持口腔的卫生。

● 饮食宜清淡

辛辣、油腻的饮食会对咽部造成刺激，使扁桃体红肿，因此要少给宝宝吃。除此之外，还应少吃肉、鱼，以免上火。

● 良好的生活习惯

注意让宝宝多休息，多喝水。室内温度以不感觉冷为宜，保持空气新鲜。

宝宝扁桃体炎的家庭护理

1. 宝宝患扁桃体炎后，医生会根据病情决定是否切除。若切除，术后应注意饮食，冷食可促进血管收缩，预防术后出血，可适当吃些。术后1~2周要吃流质或半流质食物，如蛋羹、面条等。还应让宝宝多饮用一些水。

2. 宝宝发热期间应注意多补充水分，并多用盐水漱口，每天4次，以缓解炎症。若高热不退，可采用物理降温法，用凉毛巾或冰袋冷敷头颈部，也可用酒或低浓度酒精擦拭头颈部、腋下、四肢，帮助散热。

用药指导

听从医嘱，每天用淡盐水、复方硼酸溶液或1:5000呋喃西林溶液漱口，或选用度米芬含片、溶菌酶含片等。

什么情况下必须就医

扁桃体炎是婴幼儿时期的多发病，如治疗不及时或不彻底，常会反复发作。因此，一旦发现宝宝出现相关症状，应及时就医。

改善扁桃体炎这样吃

宜食

1. 饮食宜清淡，可选择吃一些乳类、蛋类等高蛋白食物，以及香蕉、苹果等富含维生素C的食物。

2. 辅食最好选择易吞咽、易消化的半流质饮食，米汤、绿豆汤、果蔬泥、蛋汤等，都是不错的选择。

3. 应适当多给宝宝饮水。

4. 宝宝吞咽困难时，可以让宝宝吃些流食，以减轻咽喉疼痛。

5. 宜食一些清热去火的食物，如金银花、百合、梨、蜂蜜等。

忌食

不要给宝宝吃油腻、黏滞和辛辣刺激的食物，如辣椒、大蒜、油条、薯条、炸鸡等，这些食物刺激咽喉，使咽喉发干、疼痛，易诱发咽喉部的炎症。

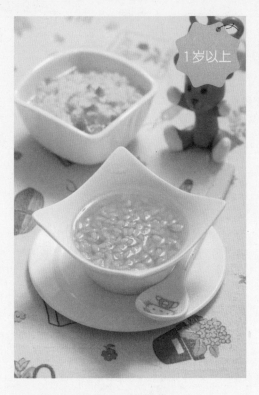

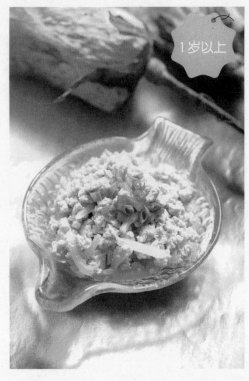

1岁以上

1岁以上

金银花粥 （清热消炎）

材料 金银花15克，大米50克
调料 白糖适量
做法

1. 将金银花洗净，加清水适量，浸泡5~10分钟。
2. 水煎取汁，加大米煮粥，待熟时调入白糖，再煮沸即成。每日1~2剂，连续3~5天。

对症功效

金银花有清热消炎、解毒、凉血的作用。能改善扁桃体炎引起的咽痛、发热及咽部不适感。

绿豆芽拌豆腐泥 （解毒利湿）

材料 绿豆芽50克，豆腐100克
调料 小葱花、盐、芝麻油各适量
做法

1. 绿豆芽洗净、切小段，开水焯熟。
2. 豆腐洗净、切块，开水焯烫，研磨成泥。
3. 将备好的材料加入葱花、盐、芝麻油，一起拌匀即可。

对症功效

绿豆芽比绿豆的维生素C含量高很多，能够提高宝宝的免疫功能，搭配豆腐食用，更能起到清热的作用。

中医师教你
宝宝常见病怎么防怎么调

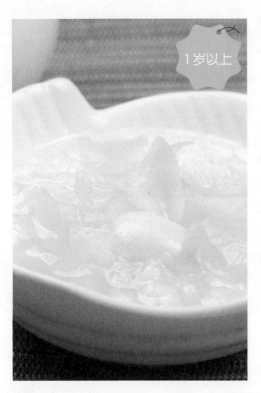

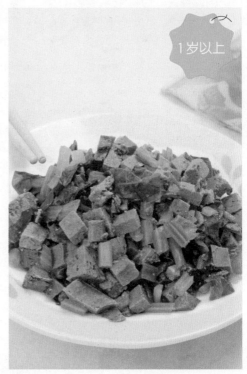

百合银耳粥 （滋阴润肺）

材料 百合、银耳各 10 克，大米 40 克
做法
1. 将百合、银耳放入适量水中浸泡，发好；大米淘洗干净，加水煮粥。
2. 将发好的银耳撕成小块，和百合一起冲洗干净，放入粥中，继续煮熟即可。

青菜肝末 （清热去火）

材料 鲜猪肝 50 克，青菜叶 40 克
调料 盐少许
做法
1. 猪肝洗净，切碎；青菜叶洗净，用沸水焯烫一下后切碎。
2. 猪肝碎放入锅中，加沸水煮熟，加入青菜末、盐略煮，出锅即可。

对症功效

银耳、百合能起到滋阴润肺的功效，两者搭配能预防宝宝因天气干燥而引起的扁桃体不适。

对症功效

青菜肝末富含多种维生素，清热去火，亦可帮助宝宝提高免疫功能。

流行性腮腺炎

冬春季最易发

流行性腮腺炎俗称"痄腮"，是由于腮腺炎病毒侵入腮腺而引起的一种急性呼吸道传染病，高发于冬春季节。其潜伏期为 14~21 天，多发于婴幼儿。因此，爸爸妈妈要掌握流行性腮腺炎的基本防治方法。

宝宝流行性腮腺炎小信号

1. 少数宝宝出现腮腺肿大前 1~2 天，会有发热、头痛、呕吐、食欲不佳等症状，接着会出现腮腺肿大并疼痛的症状。

2. 一般表现为从耳根部到下颚的部位肿胀。最初多为一边肿大，也有的宝宝在数日之后另一边也会肿，两边面颊和下颚都鼓起来。

3. 肿大的腮腺以耳垂为中心，逐渐向周围扩大，边缘不清，皮肤表面也不红肿，但摸上去却有些发热，伴有疼痛和波动感。

4. 在高峰期会出现 38~39℃的发热，肿胀或局部疼痛是 5~7 日，最晚 10 日左右即可痊愈。

如何预防宝宝流行性腮腺炎

1. 由于本病的发生是腮腺炎病毒经病人唾液飞沫侵入他人口腔黏膜及鼻黏膜产生繁殖，进入血流后即形成病毒血症，所以在本病流行期间，不要带宝宝到人多的电影院、市场等公共场所。

2. 健康宝宝一定不要去接触患儿，居室要做到常开窗通风。

3. 对接触过该类病人的宝宝要密切观察，口服板蓝根冲剂有一定的预防作用。

4. 让宝宝养成良好的个人卫生习惯，平时注意保持宝宝口腔清洁，每天用淡盐水漱口。

5. 妈妈应让宝宝多多走动，多晒太阳，增强体质，提高宝宝的抵抗力。

宝宝流行性腮腺炎的家庭护理

1. 若宝宝被确诊为腮腺炎，就要被隔离，隔离时间应从腮腺出现肿痛前3天至腮腺完全消肿为止。

2. 因腮腺炎病毒对紫外线极敏感，照射半分钟即可被杀灭，故对宝宝的衣服、被褥要常日晒消毒。

用药指导

宝宝患流行性腮腺炎时，可取鲜而多汁的仙人掌一块，去皮刺，捣成泥，与鸡蛋清调匀后敷宝宝的患处。每日一次，连用2~3天即可治愈。

什么情况下必须就医

如果出现不退热，并伴有强烈头痛和呕吐时，有无菌性髓膜炎的可能，需要紧急送医院。

改善流行性腮腺炎这样吃

宜食

1. 当宝宝患腮腺炎时，宝宝的饮食以清淡和易吞咽为主，应多给宝宝吃流质或半流质食物，如稀饭、水果泥、水果汁、牛奶、豆浆、米汤、粥等。

2. 一些有清热解毒功能的食物，如绿豆汤、金银花汁、冬瓜汤、藕粉、白菜汤、萝卜汤等，妈妈们可多喂食宝宝。

3. 让宝宝多喝水，保持充足的水分，对于促进腮腺炎炎症消退也有一定作用。

忌食

1. 酸性食物和饮料。酸性食物会增加腮腺的分泌，加重疼痛。

2. 由于胰腺功能与唾液腺相似，因此妈妈们要少给宝宝吃含脂肪的食物，避免加重胰腺的负担。

3. 鱼、虾、蟹、韭菜等发物，辣椒等刺激性食物。这些食物不利于宝宝腮腺炎的消退，甚至会使病情加重。

PART 4

婴幼儿常见病预防调理

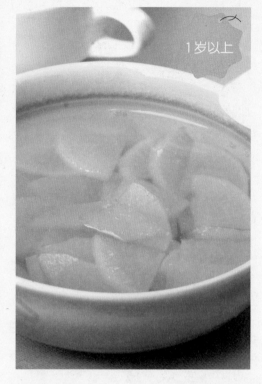

1岁以上

1岁以上

金银花甘蔗茶 （宣风散热）

材料 金银花10克，甘蔗汁100毫升

做法

1. 金银花洗净，放入锅中，加100毫升水煎。
2. 将甘蔗汁与金银花汁混合即可。

鲜白萝卜汤 （抵抗炎症）

材料 白萝卜200克

调料 盐2克，姜片5克

做法

1. 白萝卜洗净，切小片，同姜片一起放入锅中。
2. 锅中加适量水，大火煮至白萝卜熟，加适量盐调味即可。

对症功效

金银花和甘蔗均可以清热解毒，宣风散热，有助于患腮腺炎的宝宝病情缓解。

对症功效

白萝卜性凉，能清热解毒，帮助宝宝抵抗炎症。

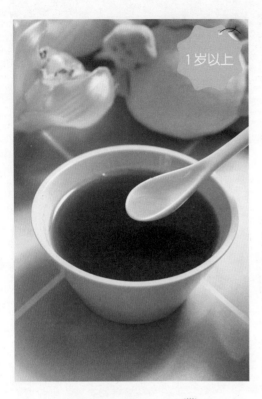

1岁以上

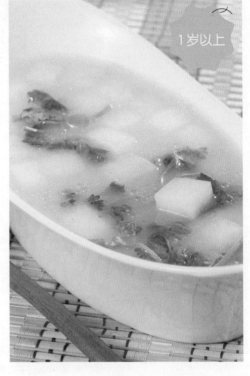

1岁以上

绿豆白菜汤 （消肿利尿）

材料 绿豆 100 克，白菜心 200 克

调料 盐、芝麻油各适量

做法

1. 绿豆洗净、清水浸泡 1 小时；白菜心洗净。
2. 锅中加水，加绿豆烧开，小火煮烂。
3. 加入白菜心煮熟，去渣留汁，调入盐和芝麻油即可。

> **对症功效**
>
> 白菜和绿豆均有去火消肿、利尿通便的作用，适合经常便秘和上火的宝宝食用。

草鱼冬瓜汤 （清热去火）

材料 草鱼肉 300 克，冬瓜 200 克

调料 香菜、葱各 5 克，植物油、料酒、芝麻油各适量，盐 2 克

做法

1. 草鱼肉去刺，洗净，切片；冬瓜去皮、瓤，切小片；香菜切段，葱切丝。
2. 锅上火，倒入油烧热，将鱼片两面煎至微黄，烹入料酒，放入葱丝煸炒，加清水、冬瓜片，小火炖。煮至鱼片、冬瓜熟烂，加入盐、香菜段拌匀。

> **对症功效**
>
> 冬瓜可健脾祛湿、清热解毒，缓解流行性腮腺炎引起的腮腺肿大疼痛。

PART 4

婴幼儿常见病预防调理

遗尿

不让宝宝在床上画地图

遗尿症俗称尿床，通常指小儿在熟睡时不自主地排尿。一般至 4 岁时仅 20% 有遗尿，10 岁时 5% 有遗尿，有少数患者遗尿症状持续到成年期。

宝宝遗尿小信号

宝宝在 1 岁或 1 岁半时，就能在夜间控制排尿了，尿床现象已大大减少。但有些宝宝到了 2 岁甚至 2 岁半后，还只能在白天控制排尿，晚上仍常常尿床，这依然是一种正常现象。大多数宝宝 3 岁后夜间不再遗尿。

遗尿是指 3 岁以上的宝宝在夜间睡眠中，小便不受控制地排出。遗尿的宝宝轻者数天一次，严重的天天发生，甚至一夜数次。

若宝宝因白天游戏过度、精神疲劳、睡前饮水过多等原因而偶然发生遗尿，则不属病态，妈妈不用担心。

没有明显尿路或神经系统器质性病变者称为原发性遗尿，这种情况占 70%～80%。

继发于下尿路梗阻、膀胱炎、神经源性膀胱等疾患者称为继发性遗尿，患儿除夜间尿床外，日间常有尿频、尿急或排尿困难、尿流细等症状。

如何预防宝宝遗尿

1. 让宝宝在白天时至少有一次保留尿液到有轻度胀满不适感，以锻炼膀胱功能。

2. 下午 4 时以后，要减少宝宝的饮水量，晚餐尽量少喝汤、少吃稀饭，睡觉之前也不应该再喝水。

如果睡前喝了很多水或吃了含水量高的水果时，爸爸妈妈应在夜间叫宝宝起床排尿，使尿液及时排出。

宝宝遗尿的家庭护理

1. 养成良好的作息习惯和卫生习惯，避免过劳，掌握尿床时间和规律，夜间用闹钟唤醒患儿起床排尿1~2次。白天睡1~2小时，白天避免过度兴奋或剧烈运动，以防夜间睡眠过深。

2. 在整个疗程中要树立信心。逐渐纠正害羞、焦虑、恐惧及畏缩等情绪或行为，照顾到宝宝的自尊心，多劝慰、鼓励，少斥责、惩罚，减轻他们的心理负担，这是治疗成功的关键。

3. 要正确处理好引起遗尿的精神因素，通过病史了解导致遗尿的精神诱因及可能存在的心理矛盾。对于可以解决的精神刺激因素，应尽快予以解决，对原来已经发生或现实客观存在、主观无法解决的矛盾和问题，要着重耐心地进行教育，解释，以消除宝宝的精神紧张，保持情绪稳定。

4. 晚饭后避免饮水，睡觉前排空膀胱内的尿液，可减少尿床的次数。

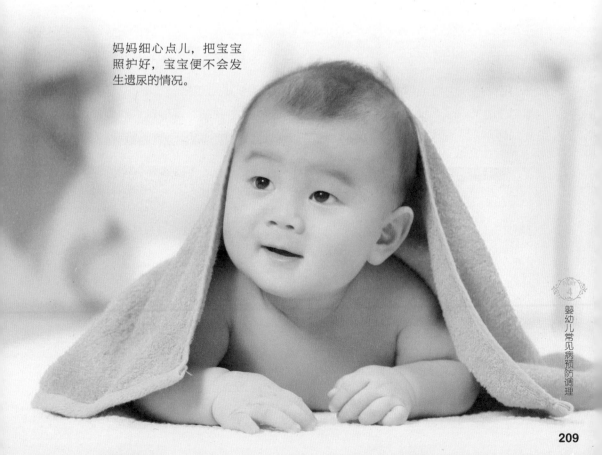

妈妈细心点儿，把宝宝照护好，宝宝便不会发生遗尿的情况。

宝宝遗尿的按摩调理

● 按揉百会

用拇指指端按揉孩子的百会穴 10~20 分钟，可调理孩子神经紧张导致的遗尿。

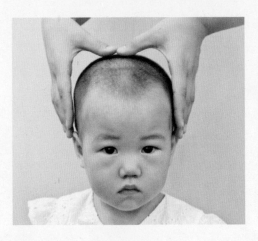

● 补肾经

用拇指指腹从孩子小指尖向指根方向直推肾经 100~200 次。

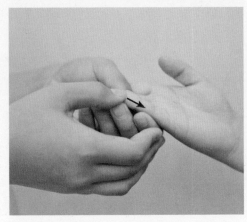

● 按揉气海

用拇指或中指或掌根按揉孩子气海穴 100 次。

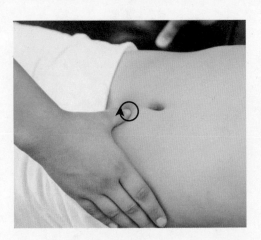

● 擦命门

用拇指横擦孩子命门穴，力度适中，以热透为度。可以补肾气、强腰膝，防治孩子因肾气虚弱导致的遗尿。

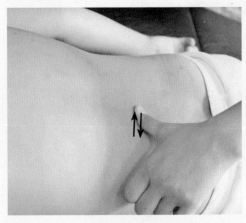

中医师教你
宝宝常见病怎么防怎么调

用药指导

宝宝遗尿应在医生指导下对症用药，家长切不可随意乱用。

什么情况下必须就医

对于继发性遗尿的宝宝，家长应及时带宝宝到医院进行检查，对症治疗。

改善遗尿这样吃

宜食	忌食
1. 有遗尿症的宝宝应吃一些补肾固涩的食物，如糯米、鸡内金、鱼鳔、山药、莲子、韭菜、黑芝麻、桂圆、乌梅等。 2. 肝火较旺的宝宝可以吃一些清补的食物，如大米、薏米、豆腐、银耳、绿豆、红豆、鸭肉等。 3. 宝宝晚餐可以食用干饭、稠粥、面糊等，减少饮水量。	牛奶、巧克力、柑橘等食物，容易在宝宝体内产生反应，使膀胱膨胀，容量减小，同时这一反应会导致宝宝睡眠较深，在有尿时不能及时醒来，导致遗尿，所以要尽量避免给宝宝吃这些食物。

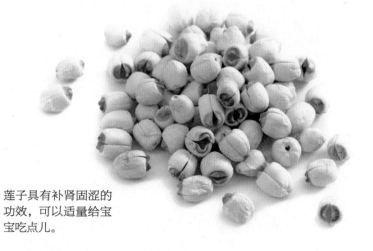

莲子具有补肾固涩的功效，可以适量给宝宝吃点儿。

莲子糯米粥

益肾
安神

材料 莲子25克，糯米50克
调料 黄油适量
做法
1. 将莲子、糯米清洗干净备用。
2. 将洗好的糯米、莲子一起放入锅中，加适量
   清水煮成粥，调入黄油即可。

对症功效

莲子和糯米都有益肾固涩的
功效，搭配在一起煮粥，对
有遗尿症状的宝宝来说十分
有益。

1岁以上

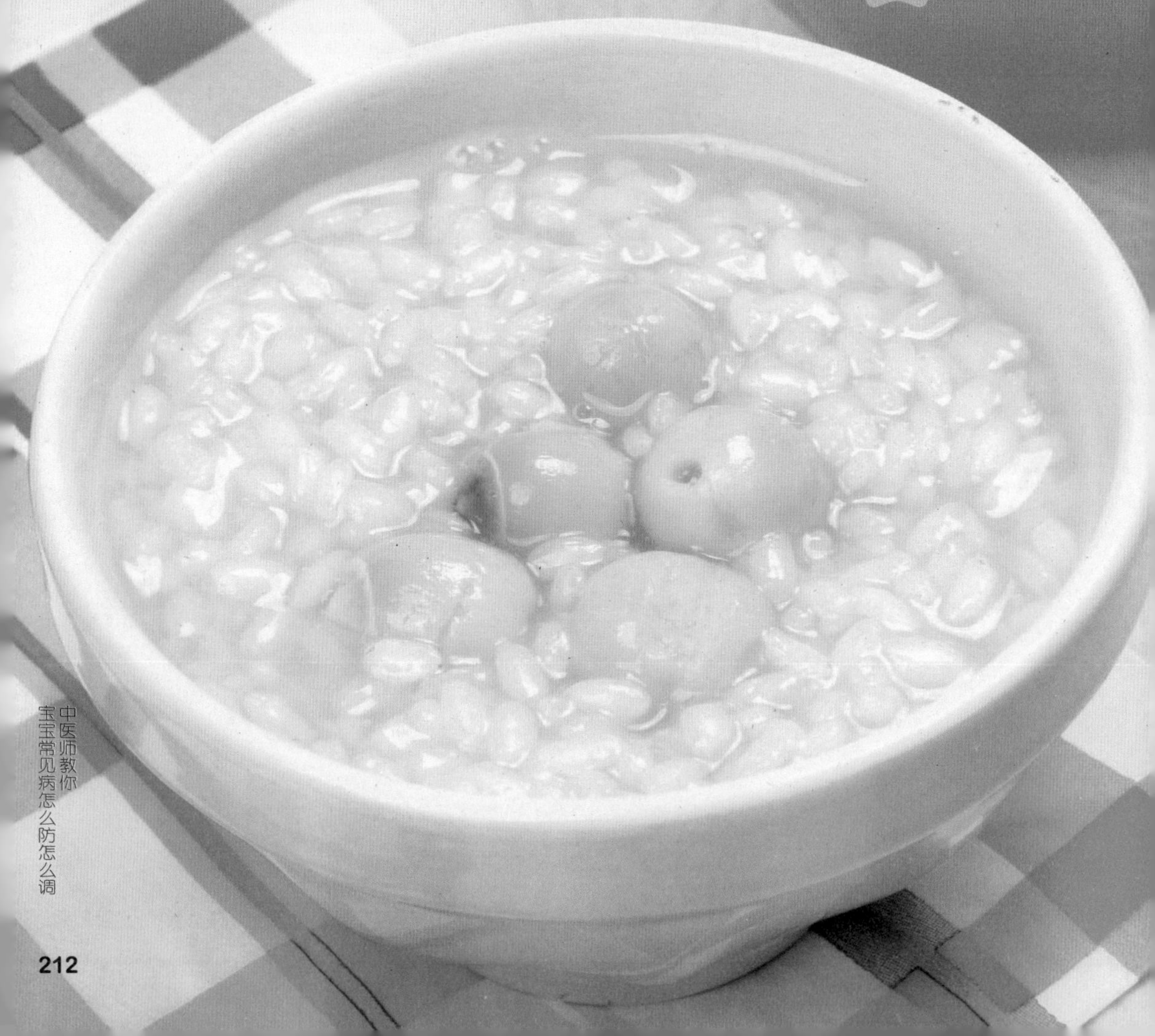

中医师教你
宝宝常见病怎么防怎么调

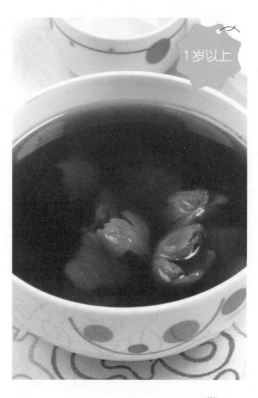

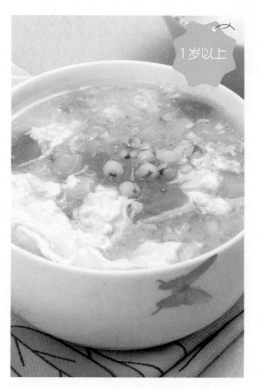

黑枣桂圆糖水 补肾止遗

材料 黑枣 20 克,桂圆肉 10 克

调料 红糖 20 克

做法

1. 将黑枣、桂圆肉洗净。

2. 洗好的黑枣、桂圆放入锅内,加清水 500 毫升,煮熟或隔水炖 40 分钟,加红糖搅匀即可。

❤ **大厨支招**

趁热饮糖水,吃枣及桂圆肉。每日 1 剂,1 次吃完,可长期食用。

薏米汤 固涩止遗

材料 薏米、黄瓜丁、胡萝卜丁各 50 克,鸡蛋 60 克,玉米 25 克,鸡骨汤 500 毫升,玉米须 5 克

调料 盐 2 克,水淀粉 15 克

做法

1. 薏米洗净,泡发;将蛋黄和蛋清分开,分别搅匀。

2. 泡好的薏米与玉米放入鸡骨汤内煮软,倒入玉米须,放入胡萝卜丁、黄瓜丁煮烂,取出玉米须,撒点盐调味,再用水淀粉勾芡。

3. 蛋黄和蛋清分别徐徐倒入汤中,用勺子压着使之呈现白云状浮在汤的表面上即可。

婴幼儿常见病预防调理

宝宝用药专家答疑

Q 宝宝服药用时过长怎么办？

A 口服药一般不会规定多长时间内必须全部服完，但是如果服用时间超过1小时，常常无法使血液内的药物达到发挥药效的浓度，因而影响药物的治疗效果。另外，粉状药剂和食物搅拌在一起或溶于水的时间过长其药物成分也会发生变化，因此应该尽可能在30分钟内完成服药过程。

Q 给宝宝服药后如果都吐了，还需再服一次药吗？

A 宝宝在服药后出现呕吐现象，单凭肉眼很难判断到底有多少药物已经被身体吸收了。另外，服用的药物一般在30分钟内大部分就会被吸收，所以如果服药后过了一段时间宝宝出现呕吐，无须再次服药。还须注意的是，刚哺乳后立即给宝宝喂药很容易引起呕吐，可以选择在哺乳前或哺乳后30分钟给宝宝喂药。

Q 可以用牛奶给宝宝送服药物吗？

A 有些家长在喂宝宝服药时，常将药物研碎混入牛奶中或用牛奶送服。这样做虽然能掩盖药物的某些不良气味，使宝宝愿意服药，但对药效也有一定的影响。

牛奶中含有较多的钙、铁、磷等无机盐，这些物质可与某些药物成分发生作用而影响人体对药物的吸收，降低药效。如中成药中的黄酮、有机酸等成分，遇到牛奶中的上述成分会相互作用，有碍药物吸收，使疗效降低；化学药物如土霉素、四环素等可与钙、铁结合成络合物，使这些药物的吸收受到影响，甚至达不到治疗目的；另外，牛奶中的蛋白质、脂肪等，对某些药物的吸收也有一定影响。所以，用牛奶送服药物是不妥当的。

Q 能用果汁送服药物吗?

A "良药苦口利于病",这个道理宝宝往往不懂,因惧怕药物的苦味,而不愿服药。家长为了方便宝宝服药,有时会用水果汁送服,这是极不妥当的。

果汁中含有许多酸性物质,可使许多药物提前分解或使糖衣提前溶化,不利于药物在小肠的吸收,影响药效。有的药物在酸性环境中会增加不良反应。尤其是常用的抗菌药物,如红霉素、盐酸小檗碱、麦迪霉素等。

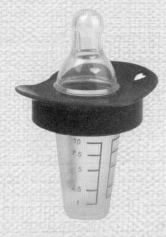

防呛带刻度的奶嘴式喂药器

Q 如何给宝宝喂药?

A 最好选择宝宝易于接受的药物剂型或半衰期比较长的药物。吃药前核对药物名称、剂量、使用说明、有无禁忌、是否在保质期内等,准确无误后方可喂给宝宝。如果是液态制剂,吃前一定要摇匀后再吃;药片可研碎后倒入少许水,调成混悬状再喂。

药物说明书上的每日用药3次,是指间隔8小时吃一次,家长可以选择8时、16时、24时各口服一次。喂药时不要采取撬嘴、捏紧鼻孔的方法强行灌药,这样更容易造成宝宝的恐惧感,宝宝挣扎后很容易呛着。1岁以内的宝宝使用小滴管喂药最适宜。宝宝吃药时,要选择半坐姿势,轻轻把住四肢,固定住头部,防止喂药时呛着宝宝或将药物误吸入气管。

口腔注射器能帮助宝宝吃药。最好喷射到两颊内侧,不要伸到太里面,防止宝宝窒息或咳嗽。注射时,每次一点点,方便宝宝消化。

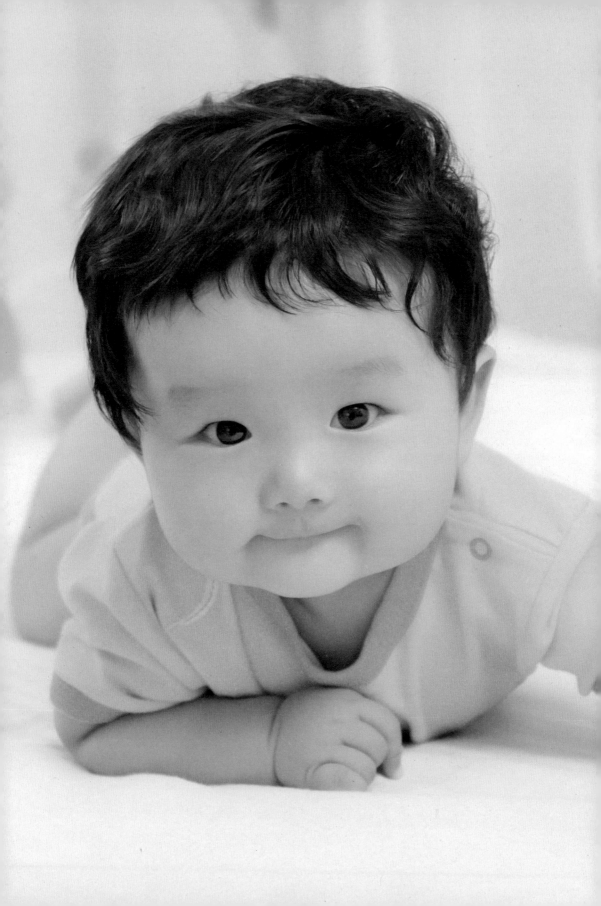

宝宝营养失衡病
预防调理

缺铁性贫血

富贵宝宝也会得"穷病"

贫血分为多种，其中缺铁性贫血是宝宝的常见疾病，我国儿童缺铁性贫血的发生率较高。缺铁性贫血是由某种原因影响铁质的摄入或对铁的吸收减少造成体内铁储存不足、血红蛋白合成减少而导致的。贫血严重影响宝宝的生长发育，所以父母必须认真防治宝宝贫血。

宝宝缺铁性贫血小信号

根据世界卫生组织的标准，半岁~6岁的宝宝血液中血红蛋白低于120克/升，就是贫血了。宝宝患上缺铁性贫血，通常会有如下症状。

1. 最早表现是偏食厌食、异食癖（喜欢吃土块、煤渣等）、疲乏无力、体重停止增长或下降，伴有便秘。

2. 大脑对缺铁极为敏感，所以当宝宝患上缺铁性贫血后，会出现表情呆滞、烦躁不安、易激动、好哭闹、易惊醒、不易入睡、精神不振、活动减少、对周围事物不感兴趣等症状，失去宝宝应有的活泼天性；严重时还会反应迟钝，注意力、记忆力都比健康宝宝差，智商降低。

3. 缺铁会使宝宝指甲变形易碎，毛发无光泽、易脱落、易折断。

4. 缺铁会损害免疫系统，使宝宝容易生病且不易治好，时有呕吐和腹泻，易出现呼吸道感染等问题。

5. 缺铁会引起宝宝体内组织缺氧，导致宝宝出现呼吸困难、心慌气短、脸色苍白和头晕耳鸣等症状，严重的会出现肢体水肿、心力衰竭等症状。

病因解析

1. 铁元素的需求量增加

宝宝在出生4~6个月后，生长发育比较快，身体对铁的需求越来越多。

2. 铁的储备不足

妈妈在孕期，尤其是怀孕的最后 3 个月，如果铁质摄入充足，就可把足够的铁贮存在胎宝宝的肝内。这样，宝宝出生时会从母体里带来丰富的铁。若妈妈摄入量不足，那么宝宝长到 4 个月时，从母体里带来的铁几乎耗尽，即使是母乳喂养的宝宝也是如此。早产儿、出生体重轻及双胞胎的宝宝，体内的铁储存量更少，更容易发生缺铁性贫血。

3. 铁的补充不及时

宝宝 4 个月时，妈妈未及时给添加富含铁的辅食，饮食结构相对比较单一，就会引发缺铁性贫血。

4. 铁的吸收有障碍

长期腹泻、消化道畸形或肠吸收不良等均会引起铁的吸收障碍，从而导致缺铁性贫血。

5. 铁的丢失或消耗过多

正常的宝宝每天排出的铁相对成人较多，钩虫病等也可引起肠道失血而丢失铁；若长期反复患感染性疾病，也会因铁消耗增多而引起缺铁性贫血。

如何预防宝宝缺铁性贫血

1. 妈妈在孕期、哺乳期要营养均衡，要有意识地多吃含铁量高的食物，如动物肝脏、瘦肉、鸡蛋等，并要经常定期检查血色素。妈妈孕期如果发现贫血一定要及时治疗。

2. 早产儿、低体重儿，在出生后 2 个月左右就要补充铁剂，以预防贫血。

3. 在宝宝 6 个月后，如果妈妈的乳汁不足，要及时添加富含铁质的辅食，如蛋黄、大豆、绿叶蔬菜等，可使宝宝体内的铁得到补充，不影响血色素的合成，避免发生缺铁性贫血。

4. 养成良好的饮食习惯，主食要粗细搭配合理。

5. 纠正宝宝偏食、挑食的坏毛病。

6. 在烹制宝宝食物时，尽可能使用铁锅铁铲。铁质炊具在烹饪时会产生细小的铁屑溶于食物当中，形成可溶性铁盐，被肠道吸收，对预防宝宝缺铁性贫血有益处。

宝宝缺铁性贫血的家庭护理

1. 补充铁剂

铁剂是治疗缺铁性贫血的特效药,一般口服无机盐是最经济、方便和有效的方法。

Tips

> **宝宝补铁不可过量**
>
> 很多父母认为补铁制剂可当营养品服用,不管宝宝是否缺铁,吃了都有好处。这种认识是不科学的,铁和其他微量元素一样,在人体内都有一定的含量和比例,过多会造成不良的后果。我国 6 个月以上宝宝铁的每日参考摄取量为 10 ~ 12 毫克。
>
> 盲目补铁,会使铁、锌、铜等微量元素代谢在宝宝体内失去平衡,从而影响小肠对锌、镁等其他微量元素的吸收,使机体免疫功能降低,易遭受病菌感染。同时,过量的铁被人体吸收后,还会沉积于胰腺,导致胰腺功能异常,不但影响消化功能,而且还会引起"青铜色糖尿病"。此外,血液中的游离铁离子增加,还会导致宝宝心肌受损、心力衰竭,甚至有休克的可能。

2. 输血治疗

对于重度贫血、合并感染或急需外科手术的患儿,可以考虑用输血的方式来治疗缺铁性贫血。

用药指导

1. 治疗缺铁性贫血,需要补充铁剂,除了口服无机盐外,常用的还有硫酸亚铁、富马酸亚铁等。

2. 需要注意的是,宝宝服用铁剂最好在两餐之间,这样既可减少对胃黏膜的刺激,又利于吸收;服用铁剂的同时最好服用维生素 C,以促进铁剂的吸收和利用;对于不能耐受口服铁剂、腹泻严重而贫血又较重的患儿,可考虑注射铁剂,但静脉注射铁剂可发生栓塞性静脉炎,故须慎用。

以上药物均需在医生指导下使用。

什么情况下必须就医

宝宝长期贫血可影响心脏功能和智力发育，要及早采取措施。

改善缺铁性贫血这样吃

忌食

1. 如果服用铁质营养补充剂，最好不要食用奶、茶、巧克力和咖啡，因为这些饮品都可能会抑制铁质的吸收。

2. 不能用铁锅煮山楂等酸性食物，也不要长时间将酸性食物存放在铁容器内，以免在酸性条件下铁大量溶入食物中。

3. 避免过于油腻、辛辣的食物。

宜食

1. 饮食全面、均衡，根据宝宝的年龄给予合适的食物。

2. 多食优质蛋白食物，如猪瘦肉、蛋类、鱼类、鸡肉、豆制品等。

3. 饮食易消化，合理烹调，适量食用。

4. 适量喂食宝宝一些水果、果汁以及酸性食物，有利于促进铁的吸收。

5. 每天进食一些含铁丰富的食物，如猪肝、鸭血、蛋黄、海带、黑木耳、大黄花鱼等。多吃些富含维生素 C 的水果及新鲜蔬菜。

6. 由于患儿消化能力较差，更换和添加辅食必须小心。一般在药物治疗开始数天后，临床症状好转才可以添加辅食，以免由于增加食物过急而造成消化不良；同时必须纠正宝宝偏食的不良习惯。

注意：妈妈在选择补铁食材时要根据宝宝的具体情况来选择，如果发现宝宝对某种食材有过敏现象，要马上停止食用。

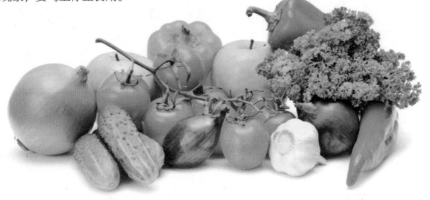

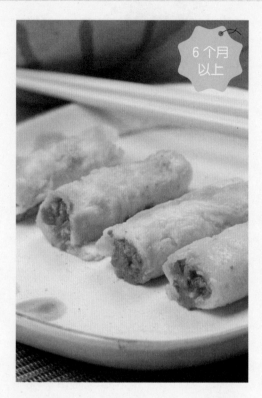

6个月以上

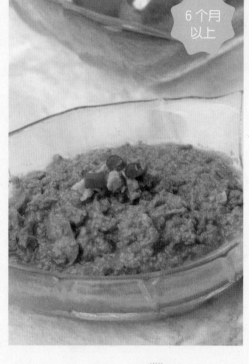

6个月以上

蛋皮如意肝卷

补铁
护眼

材料 鸡蛋面皮25克，鲜猪肝泥20克

调料 植物油、葱姜水、盐、水淀粉、芝麻油各适量

做法

1. 炒锅中倒入植物油烧热，放入肝泥煸炒，加葱姜水、盐炒透入味，用水淀粉勾芡，加芝麻油略炒盛出。

2. 蛋片抹好水淀粉，肝泥倒在上面抹匀，从一边向中间卷，再用水淀粉黏合相接处，合口朝下码入屉盘，蒸5分钟，出锅切段即可。

清蒸肝泥

补铁
补血

材料 猪肝100克，鸡蛋120克

调料 葱末少许，芝麻油、盐、植物油各适量

做法

1. 猪肝去掉筋膜，洗净切成小片，和葱末一起下锅用油炒香，八成熟时盛出，剁成泥状。

2. 把肝泥放入碗内，加入鸡蛋、盐、芝麻油和少许水搅匀，入蒸锅用大火蒸熟即可。

> **对症功效**
>
> 猪肝富含叶酸、铁和其他营养素，可养血护眼，调理缺铁性贫血。

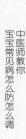

中医师教你
宝宝常见病怎么防怎么调

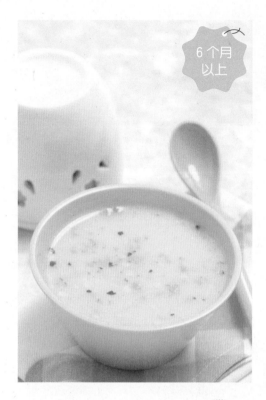

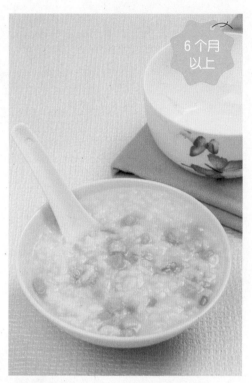

6个月
以上

6个月
以上

红枣核桃米糊 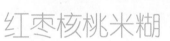（健脾健胃）

材料 大米50克，红枣20克，核桃仁
　　　 30克

做法

1. 大米淘净，清水浸泡2小时；红枣洗
　 净，用温水浸泡30分钟，去核。

2. 将食材倒入全自动豆浆机中，加水至
　 上、下水位线之间，按"米糊"键，
　 煮至米糊好即可。

> 对症功效
>
> 红枣可益气血、健脾胃，改善血液
> 循环，对宝宝贫血有不错的防治疗
> 效；核桃仁则有补益健脑的作用。

牛肉蓉粥 （改善贫血）

材料 玉米粒、牛肉、大米各50克
调料 盐、葱末各适量

做法

1. 牛肉洗净，剁成末；大米、玉米粒分
　 别淘洗干净。

2. 锅中倒入清水煮沸，放入大米和玉米
　 粒，煮10分钟，放入牛肉末和葱末煮
　 沸，转小火煮15分钟熬成粥，出锅前
　 加盐调味即可。

> 对症功效
>
> 牛肉中含丰富的铁质，能帮助宝宝
> 补铁，预防和改善宝宝缺铁性贫血。

佝偻病

对X、O形腿坚决说不

佝偻病俗称"软骨病"，是由于维生素 D 缺乏引起体内钙、磷代谢紊乱，而使骨骼钙化不良的一种疾病。佝偻病会使宝宝的抵抗力降低，容易合并肺炎及腹泻等疾病，影响宝宝的生长发育。

宝宝佝偻病小信号

佝偻病最常见于 6 个月~2 岁的婴幼儿，尤其是 1 岁以内的婴儿。这一阶段的宝宝生长发育快，维生素 D 及钙、磷需求多，故更易患佝偻病。佝偻病发病缓慢，不容易引起重视，但后果严重。

宝宝佝偻病主要有以下症状表现。

1. 大多数 2~3 个月的佝偻病婴儿，开始出现神经、精神症状，如多汗、易惊、夜睡不安、易哭闹，此时头部可见枕秃，但没有骨骼的变化，若治疗不及时则可出现骨骼的畸形。

2. 3~6 个月时头部可有颅骨软化。

3. 5~9 个月方颅，前囟门增大，且闭合晚，出牙晚。

4. 10 个月仍没出牙，严重的可见鸡胸、漏斗胸等。

5. 1 岁以后严重者可出现腿的畸形，即 X 形或 O 形腿，也可有脊柱侧弯、骨盆的畸形，同时可有肌肉的松弛。常见佝偻病的宝宝有腹部膨隆，即俗话说的"蛙腹"。

如果此时检查血钙、磷均降低，碱性磷酸酶升高，X 线片有明显的变化，若及时治疗症状可完全消失，骨骼的畸形可逐渐恢复，血钙、磷也可恢复正常。

6. 3~4 岁以后仍有骨骼的畸形而无血液钙磷的异常变化，说明是后遗症期，此期再治疗也不能使畸形的骨骼恢复。尔后若加强锻炼，如扩胸、仰卧抬头等运动，有助于骨骼的恢复及畸形的矫正。

7. 若 4 岁以后可能有严重下肢畸形，须手术矫正。

病因解析

1. 早发性佝偻病的根本原因是准妈妈在怀孕期间没有获得足够的维生素 D，同时伴有钙元素的缺乏。由于胎儿体内这两种营养物质供应不足，进一步造成钙磷代谢紊乱、骨形成障碍和骨样组织钙化不良等病理变化。

2. 维生素 D 的不足是引起小儿佝偻病最常见的原因，因为钙的吸收需要活性维生素 D 的参与，单纯补钙的吸收率很低。

3. 钙磷摄入不足。骨骼的主要成分是钙和磷，长期磷不足会影响骨骼的发育，出现畸形。食物中钙磷含量少或比例不合适，也会造成钙磷吸收不足。

4. 宝宝生长发育迅速时期需要补钙及维生素 D，若补充不及时，同样可引起佝偻病。

5. 某些药物会影响维生素 D 的吸收，如患癫痫的宝宝服用苯妥英钠、苯巴比妥等药物，都会影响维生素 D 的吸收，所以在服用此类药物时必须及时给宝宝补充维生素 D。

6. 体弱多病，经常腹泻、呼吸道感染等也会影响钙及维生素 D 的吸收，造成佝偻病。

如何预防宝宝佝偻病

1. 女性在孕期尽量每天在户外活动 1~2 小时，可散步或做孕妇体操。即使怀孕晚期行动不便，也要在阳光不是很强烈的时候在户外活动，如早晨 8~9 时或下午 4~5 时。这样可促进维生素 D 在母体内的合成，提高准妈妈身体内源性维生素 D 的含量和储备量。

2. 准妈妈的膳食中尽量搭配一些维生素 D 含量丰富的食物，如海带、虾皮、骨头、豆类、蛋黄、牛奶等。

3. 进入围生期后，可在医生指导下适量补充维生素 D 和钙剂，特别是曾经出现过低钙、小腿抽筋等症状及怀有多胎及以室内工作为主的孕妇。

4. 早产儿、多胎儿和出生时体重低的宝宝在出生后，要及早补充维生素 D 和钙剂，预防和减少早发性佝偻病。

5. 从满月开始，每天补充适量的维生素 D，鱼肝油要每天吃，一直坚持到 1 岁半左右。1 个月以后要每天补充适量的钙剂。

6. 提倡母乳喂养，及时给宝宝合理添加如蛋黄、猪肝、牛奶及奶制品、大豆及豆制品、虾皮、海米、芝麻酱等辅食，能增加维生素 D 的摄入。

7. 多带宝宝到户外活动。接受阳光照射，皮肤中的 7-脱氢胆固醇经日光照射转变成维生素 D，这是最廉价、最安全的维生素 D 来源，每 1 平方厘米皮肤经照射半小时即可产生 20 微克维生素 D，每日晒 1~2 小时即可满足需要。为了防晒，可在树荫下戴一顶遮阳帽，不要在烈日炎炎下晒太阳。

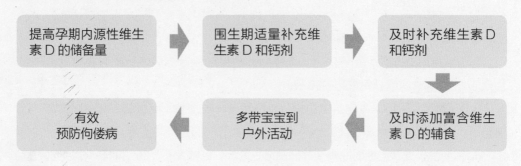

宝宝佝偻病的家庭护理

1. 宝宝每天应在室外活动 1~2 小时，晒太阳能促使维生素 D 的合成。夏季避免阳光直晒，可带宝宝到树荫下，也可以达到日晒的效果。

2. 对于佝偻病宝宝，应坚持母乳喂养。因为母乳中钙、磷比例适宜，但由于母乳中维生素 D 含量极少，因此要及时增服维生素 AD 滴剂。人工喂养的宝宝，更要注意及早增服维生素 AD 滴剂，每天补充钙剂。

3. 避免宝宝久站久坐，不让宝宝过早行走，以防骨骼变形。有骨骼畸形者可采用主动或被动运动的方法加以纠正，严重的骨骼畸形须外科手术纠正。

4. 佝偻病宝宝体质虚弱，应注意随气温变化增减衣服，防止受凉、受热。哺乳、睡眠时要及时将汗擦干。

5. 不要让宝宝做过于剧烈的运动，以免发生跌撞，引起骨折。

用药指导

治疗宝宝佝偻病，医院通常用大剂量补充维生素 D，补充钙剂。治疗用药是预防用药剂量的数倍。待宝宝病情稳定后，用药逐渐减量至预防性剂量。

什么情况下必须就医

一旦发现宝宝有佝偻病的症状，就立即去医院就诊，以免延误病情。

改善佝偻病这样吃

1. 每天给宝宝吃一次以下食物：燕麦、糙米、小麦胚芽、小米、玉米、大麦、小麦、荞麦或黑麦煮的粥。

2. 及时给宝宝合理地添加如蛋黄、猪肝、奶及奶制品、大豆及豆制品、虾皮、海米、海藻、绿叶蔬菜、芝麻酱等辅食，以增加维生素 D 的摄入。

3. 哺乳期的宝宝吃母乳比喝牛奶更容易获取维生素 D。但是母乳中的维生素 D 和钙的含量有时并不能满足宝宝发育的需要，可以从其他途径获得补充。植物性食物能够为宝宝提供维生素 D_2，动物性食物能够为宝宝提供维生素 D_3，经过肝、肾加工后就会形成具有活性的维生素 D。

1. 不要吃过多的油脂和盐，以免影响钙的吸收。

2. 炸鸡、腌制食物、可乐，这些食物会阻碍宝宝体内钙的吸收。

Tips

虽然佝偻病主要是由于缺乏维生素 D 造成的，但是妈妈不要盲目给宝宝补充维生素 D，以免引起维生素 D 中毒。

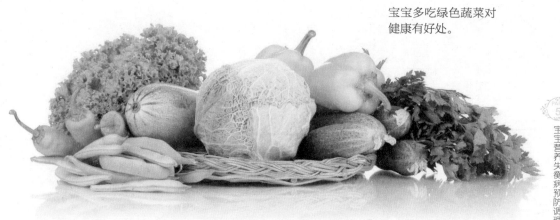

宝宝多吃绿色蔬菜对健康有好处。

清炖二骨汤　　促进钙吸收

材料　猪骨头和黑鱼骨各250克

调料　盐适量

做法

1. 将猪骨、黑鱼骨洗净，砸碎。

2. 将猪骨和黑鱼骨放入锅中，加适量清水炖至汤呈白色且黏稠时，加盐调味即可。

大厨支招

这道汤将猪骨和黑鱼骨结合，能补虚、补充钙质，对宝宝的佝偻病有辅助调养的功效。

1岁以上

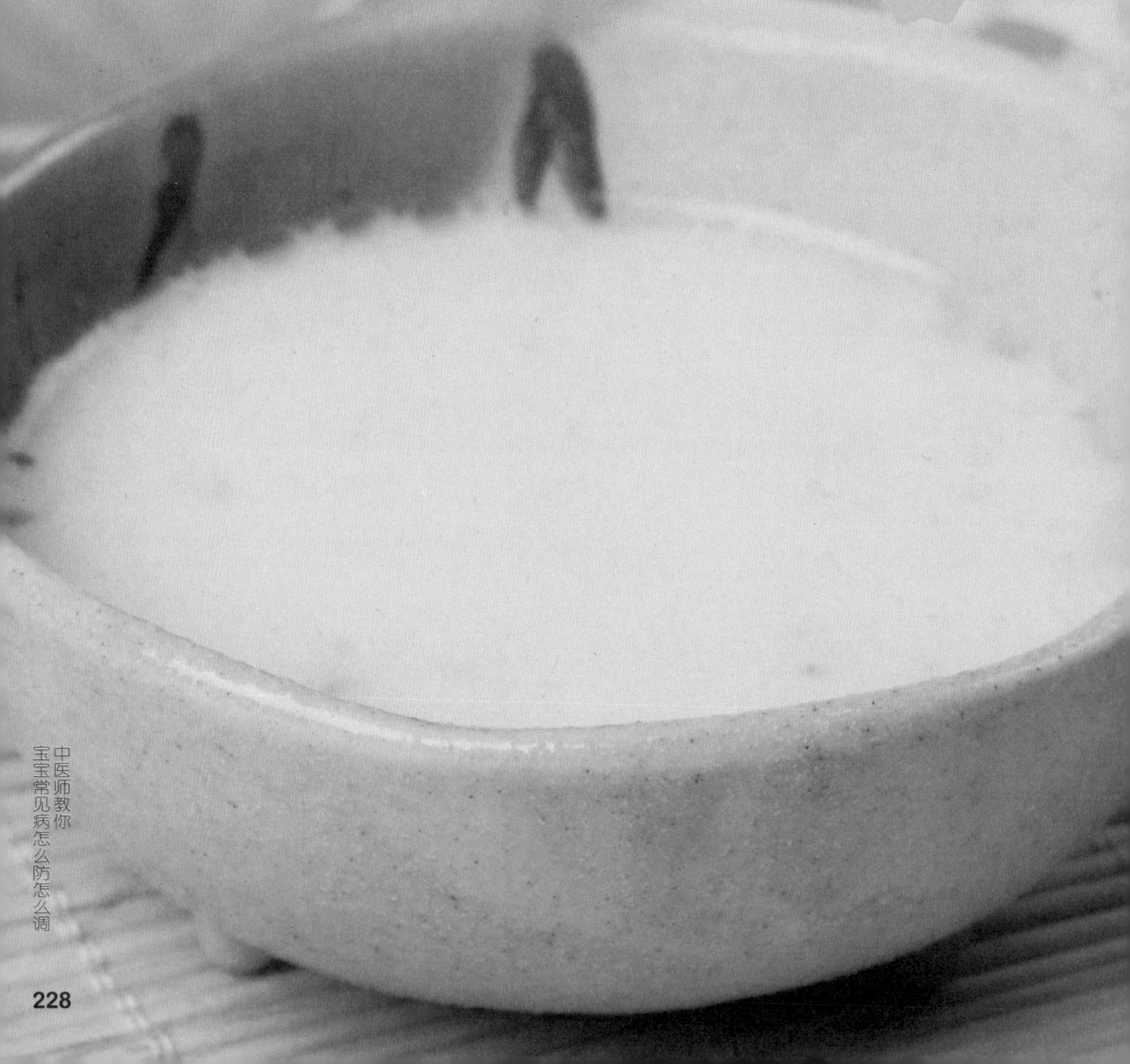

中医师教你
宝宝常见病怎么防怎么调

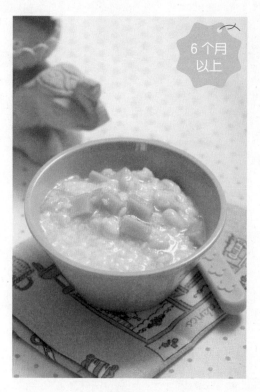

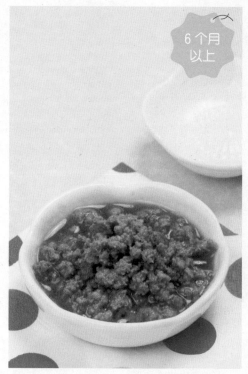

南瓜黄豆粥 （健脾 健胃）

材料 南瓜 80 克，黄豆 15 克，碎米 25 克
做法
1. 南瓜去皮洗净切块；黄豆洗净，用水浸泡 1 个小时。
2. 锅中加入碎米、黄豆、南瓜块和适量清水，大火煮沸 30 分钟后换小火煮 10 分钟即可。

鸡汁牛肉末 （改善 贫血）

材料 牛肉末 50 克
调料 酱油 5 克，鸡汤 50 毫升
做法
1. 锅置火上，放油烧至八成热，放入牛肉末，煸炒片刻。
2. 在牛肉末变色时，加入酱油翻炒，倒入鸡汤焖 3 分钟即可。

> **对症功效**
> 南瓜能够保护宝宝肠胃和视力，还能预防宝宝佝偻病。

> **对症功效**
> 牛肉富含蛋白质，还含有丰富的钙、磷、铁、锌、维生素 E，对宝宝的发育十分有好处。

宝宝营养失衡病预防调理

高铅血症

警惕宝宝铅超标

铅是污染环境、危害人体健康最为严重的重金属。宝宝因呼吸量大，吸入空气中的铅相对较多；肠壁通透性大，吸收率高，血、脑脊液屏障不健全，软组织和血液中含铅比例相对较高等因素，更容易发生铅中毒。高铅血症严重危害宝宝身体健康，应及早发现、及早治疗。

宝宝高铅血症小信号

宝宝患高铅血症主要表现为好动、注意力不集中、兴奋、睡眠差、食欲缺乏、尿频遗尿、脾气急躁、喜怒无常、贫血等，有的宝宝会经常打人、咬人，甚至听觉和语言表达能力差。

宝宝长期血铅高，可引起慢性肾炎、肾性高血压和肾功能不全的症状；还可引起心肌的损害；免疫功能下降，易反复感染。

病因解析

铅是人体唯一不需要的微量元素，可铅污染几乎无处不在，铅是造成高铅血症的根本原因。宝宝主要从以下 5 个方面摄入铅。

1. 食品污染

爆米花（炉膛是由含铅的生铁制成）、皮蛋（制作过程中要加氧化铅）、水果（杀虫剂中含铅）等食品，都可能有铅污染。

2. 大气中的铅

含铅气体一方面产生于火山、海啸、森林火灾等自然因素，最为主要的是来自工业和交通等方面的污染，如含铅汽油燃烧后有 85% 的铅排入大气，每辆汽车每年往大气中排铅达 2 千克。

3. 环境中的铅

地球上每年会产生 40 万吨铅尘，可通过呼吸进入人体；土壤是自然界中铅的最大储存库，这些铅会沉积到谷物和蔬菜当中，造成污染；人们每日清晨第一次打开水龙头放出的水，也含有隔夜沉积在生铁水龙头中的铅；另外，以含铅釉彩器皿储存的食物、铅质焊锡制作的食品罐头中也都会有铅存留。

4. 油漆中的铅

装修及家具的涂料中都含有铅的成分，居住在经过装修的居室中的人群，血铅含量明显偏高。

5. 学习用品和玩具中的铅

儿童玩具和学习用品的铅含量普遍较高，如课桌椅的油漆层、教科书的彩色封面、彩色蜡笔等。

如何预防宝宝高铅血症

● 注意饮食习惯

少食含铅量较高的食物，如皮蛋、爆米花等；勿从街边地摊上购买价廉质次、色彩过分鲜艳的陶瓷餐具；定时进食，以免空腹使肠道铅吸收率成倍增加；保证宝宝的饮食中含有足量的钙、铁和锌等，以免因缺乏有益营养素而造成铅吸收量增加。

● 注意饮水的质量

有些地方使用的自来水管道材料中含铅量较高，因此，每天早上用自来水时，应将水龙头打开 1 分钟左右，将前一晚囤积于管道中、可能遭到铅污染的水放掉，且不可将放掉的自来水用来烹食和为宝宝调奶。

● 注意生活习惯

平时培养宝宝勤洗手、认真洗手的习惯，特别是注意进食前洗手；勤剪指甲，指甲缝是特别容易匿藏铅尘的部位；纠正宝宝吸吮手指，啃咬指甲或其他物品的不良习惯；经常清洗玩具和其他一些有可能被宝宝放到嘴里的物品；让宝宝远离成人化妆品，不要带宝宝到汽车流量大的马路或铅作业工厂附近散步、玩耍。

● 从事铅作业工作的父母须知

父母若为铅作业者，应尽可能减少通过工作服、手、头发等将铅带入家中的情况，清洁家庭环境，从而降低对宝宝的伤害；下班前必须按规定洗澡、更衣后才能回家；即使是工作时间喂奶也必须更换衣物并认真彻底地洗手。

● 让宝宝远离二手烟

香烟烟雾中铅含量很高，若使宝宝长期处于被动吸烟的状态，血液中的铅浓度会增高，影响宝宝的智力。

● 注意排铅

对于宝宝来说，最安全的排铅方法是营养干预，饮食调节，千万不可滥服药物。

🔖Tips

宝宝的血铅值是多少才算正常？

人的血铅正常值应为 0，但这只是一个理想数字。只要血铅值在 30 微克／升之下都是可以接受的。这就意味着一方面家长不必为宝宝体内有一定的铅而过于焦虑，另一方面即使没有症状，也千万别把铅污染不当回事。到医院测一下血铅值，养成良好的生活习惯，根据情况再结合一定的非药物治疗，掌握一些防止铅损伤的保健方法。

宝宝高铅血症的家庭护理

1. 对于轻度以下铅中毒的宝宝，主要是培养宝宝良好的生活习惯，如勤洗手，减少在公路边的户外活动，不咬彩色玩具，少接触油漆制品等，同时，可多食用牛奶、芝麻酱等富含钙、锌的食品以及坚果类食品。

2. 对于轻度和中度铅中毒宝宝采取非药物治疗。人体内本身就含有一种称为金属硫蛋白的物质，具有运输微量元素、清除重金属（铅、镉等）的作用。对于中度以上的铅中毒宝宝，则采用药物治疗。

用药指导

排铅药物具有较大的毒副作用，在治疗过程中还会排出钙、铁、锌等微量元素，甚至会出现严重的低钙，导致宝宝惊厥甚至死亡。所以宝宝铅中毒一般采用非药物治疗，一般只有在职业性中毒的情况下才进行药物治疗。

什么情况下必须就医

父母发现宝宝有高血铅症状时，应及时带他就医治疗，不要盲目使用药物排铅。

改善高铅血症这样吃

目前，食疗排铅是比较理想的方法之一，父母可有意让宝宝多吃以下食物。

● 富含维生素 C 的食物

维生素 C 能与铅结合生成难溶于水的物质，从而随粪便排出。维生素 C 广泛存在于水果、蔬菜及一些植物的叶子中，带酸味的水果如沙棘、猕猴桃、橘子、柠檬、石榴、山楂，尤其是酸枣中含量最丰富，苹果、草莓、鲜辣椒、卷心菜、蒜苗、雪里蕻、西红柿、菜花等也含有维生素 C。

● 富含蛋白质和铁的食物

蛋白质和铁可取代铅与组织中的有机物结合，加速铅代谢。含优质蛋白质的食物有鸡蛋、牛奶和瘦肉等，含铁丰富的绿叶菜和水果有菠菜、芹菜、油菜、萝卜缨、苋菜、荠菜、番茄、柑橘、桃、李、杏、菠萝和红枣等。

● 大蒜素

大蒜中的大蒜素，可与铅结合成为无毒的化合物，每天吃少量大蒜可减少铅中毒发生率。

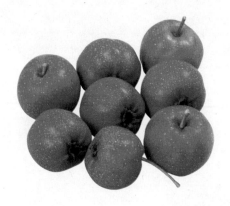

让宝宝吃些富含维生素
C 的山楂，可以有效预
防高铅血症。

宝宝营养失衡病预防调理

薏米黑豆浆 活血 解毒

材料 黑豆110克，薏米50克

调料 细砂糖2小匙

做法

1. 将薏米和黑豆分别洗净，用适量水浸泡约4小时，洗净后沥干。

2. 将薏米放入电饭锅，加入适量水煮成米饭备用。

3. 将薏米饭和黑豆放入果汁机内，加入水搅打出纯净的生浆，再倒入锅中，加入细砂糖煮至糖溶解即可。

对症功效

传统中医认为"黑豆解毒补肾"，有利尿、治感冒、活血和解毒等功效。

1岁以上

蒜泥海带粥 解毒

材料 大米 50 克，海带 15 克，大蒜 2 瓣

调料 盐适量

做法

1. 海带切碎，大蒜捣烂。
2. 大米、海带加适量水先煮，待成粥后再加入蒜泥和盐调味，稍煮片刻即成，可分数次食用。

对症功效

海带能帮助肝脏解毒，防止人体吸收有毒重金属及其他环境毒素；大蒜具有很强的杀菌力。

1 岁以上

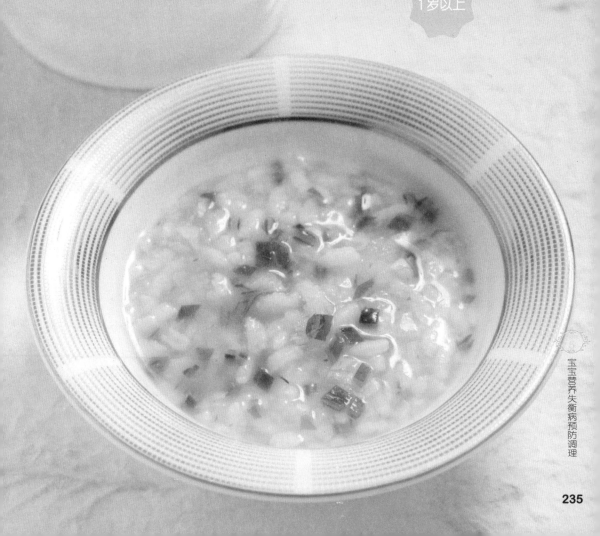

宝宝营养失衡病预防调理

夜盲症 补充 维生素 A

夜盲症俗称"鸡蒙眼""雀蒙眼"，是指在夜间视力极差，在黑暗中不能看到物体。婴幼儿夜盲症其实只是一种症状。临床上引起夜盲症的疾病很多，但最常见的是由维生素 A 缺乏所引起的，多见于 5 岁以下的宝宝。

宝宝夜盲症小信号

婴幼儿夜盲症初起时表现为眼泪较少，眼部发干不适，经常眨眼，有时畏光；球结膜和角膜表面逐渐失去光泽，稍作暴露即易干燥；球结膜失去原有弹性，眼球转动时出现褶皱；近角膜缘的外侧（内侧较少）出现结膜干燥斑。较大宝宝的球结膜可有棕色色素沉着，进而发生角膜软化，变浑浊，形成溃疡，可伴有前房积脓，治愈后可遗留白翳；严重者可发生角膜穿孔、虹膜脱出、角膜葡萄肿，甚至完全失明。

病因解析

夜盲症大多数是因为维生素 A 缺乏引发的。各个年龄段都有可能引发这种疾病，但是在婴幼儿身上比较常见，严重的甚至会导致完全失明。

1. 母乳缺乏，宝宝身体增长较快、营养摄入不足而致维生素 A 严重缺乏。

2. 长期以淀粉食物、脱脂乳及豆类喂养的宝宝，体内缺乏维生素 A；体内缺锌也可影响维生素 A 的利用而致病。

3. 宝宝若患麻疹、肺炎、结核病，会由于疾病的消耗而导致维生素 A 缺乏。

4. 宝宝患有消化系统疾病时，会阻碍脂溶性维生素的吸收，而维生素 A 就是一种脂溶性维生素，由此引起维生素 A 的缺乏，容易导致夜盲症的发生。

5. 由于后天性疾病或眼病所致，如糖尿病、肝病、甲亢、高血压、动脉硬化性视网膜病变、进行性青光眼、高度近视、视神经萎缩、视神经炎、视网膜静脉周围炎等病症，都可诱发夜盲症。

● 辨别不同夜盲症

致病原因
由于饮食中缺乏维生素 A 或因某些消化系统疾病影响维生素 A 的吸收，致使视网膜杆状细胞没有合成视紫红质的原料而造成夜盲

治疗方法
只要多吃猪肝、胡萝卜、鱼肝油等，即可补充维生素 A 的不足，很快就会痊愈

特点
这种夜盲是暂时性的

暂时性夜盲

治疗方法
随着有效的治疗而逐渐改善。

治疗方法
目前尚无特异性治疗手段。

夜盲症

特点
常见于弥漫性脉络膜炎、广泛的脉络膜缺血萎缩等。

获得性夜盲

先天性夜盲

特点
视力、视野、眼底均无异常，但暗适应功能降低，出生后即可出现夜盲症状，不随年龄的增长而加重。

致病原因
由于视网膜杆状细胞营养不良或本身的病变引起。

致病原因
系先天遗传性眼病，如视网膜色素变性，杆状细胞发育不良，失去了合成视紫红质的功能。

如何预防宝宝夜盲症

1. 提倡母乳喂养。不过，已经停止母乳喂养或人工喂养的宝宝应及时添加含有维生素 A 的食物，如胡萝卜、动物肝脏、菠菜、南瓜、西红柿等。及时预防由于维生素 A 缺乏而引起的视网膜杆状细胞合成视紫红质原料不足。

2. 要积极预防及治疗宝宝慢性病，如腹泻或消化不良等，以免影响宝宝对营养物质的吸收，及早补充维生素 A。

PART 5
宝宝营养失衡病预防调理

3. 在沙眼、急性结膜炎等传染性眼病流行期间，要注意宝宝眼睛的防护，患病后要及时治疗。

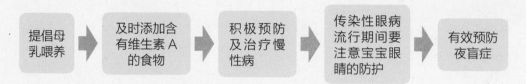

提倡母乳喂养 → 及时添加含有维生素 A 的食物 → 积极预防及治疗慢性病 → 传染性眼病流行期间要注意宝宝眼睛的防护 → 有效预防夜盲症

宝宝夜盲症的家庭护理

对于暂时性夜盲，只要多吃猪肝、胡萝卜、鱼肝油等，即可补充维生素 A 的不足，很快就会痊愈。

用药指导

夜盲症的宝宝不可超量服用维生素 A 制剂，一旦疾病痊愈就应立即停止服用，否则会引起维生素 A 中毒。

什么情况下必须就医

由于两眼的损害程度可能不一样，经过及时的治疗，有可能可以保留一部分的视力。建议立即带孩子去专门的医院就诊。

病情严重的宝宝要及时去医院接受治疗，并注意保持双眼清洁，可以滴用 0.25%的氯霉素眼药水。

改善宝宝夜盲症这样吃

1. 常食苹果，可防治夜盲症。
2. 清炖鲫鱼汤，食鱼饮汤。鱼类含有丰富的维生素 A，最适合夜盲症宝宝食用。
3. 喝猪肝菠菜汤，能提高视力，可治夜盲、视力减退。

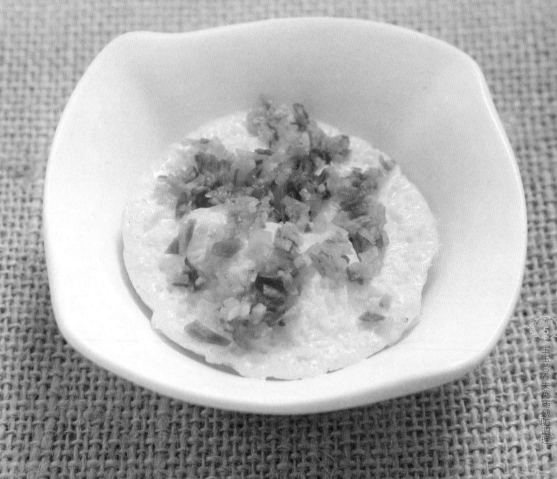

特效调理食谱

蔬菜蒸蛋黄　清热明目

材料 鸡蛋黄 40 克，菠菜 25 克，胡萝卜 20 克

调料 高汤适量

做法

1. 鸡蛋黄碾碎末；胡萝卜、菠菜分别择洗干净，氽烫后切成碎末。

2. 将蛋黄碎末与高汤混合调匀，放入蒸笼中蒸 3~4 分钟。

3. 将胡萝卜末和菠菜末撒在蒸好的蛋黄上即可。

> **对症功效**
>
> 具有补肝养血、清热明目的功效，用于治疗夜盲症及小儿疳眼。

1 岁以上

239

宝宝营养失衡病预防调理

维生素 B$_1$ 缺乏症

婴儿也会得脚气

维生素 B$_1$ 缺乏症（即脚气病）不是足癣，而是一种营养不良性疾病，是由于缺乏维生素 B$_1$ 导致的一系列病理改变。

宝宝维生素 B$_1$ 缺乏症小信号

现在生活条件好了，营养素缺乏性疾病的发生率大幅度降低，像脚气病这类发病率本来就不高的营养素缺乏性疾病的发病率就更低了。但因为营养不均衡的现象存在，宝宝患脚气病并不少见。维生素 B$_1$ 缺乏症的主要表现有：

1. 食欲不振，消化不良，大便呈绿色而稀，或腹胀、便秘、呕吐，还可发生呛咳。

2. 脑神经麻痹症状，神情淡漠，嗜睡，眼睑下垂，颈部和四肢绵软，头颅后仰，手不能抓握，吸吮无力等。

3. 烦躁，气促，面色苍白，口唇发绀，咳嗽，皮肤出现紫色花纹。

病因解析

1. 谷物加工过度，谷物中的维生素 B$_1$ 在其外皮和胚芽中含量很丰富，约占 80%，如果加工过度，去净外皮和碾掉胚芽，则维生素 B$_1$ 大量流失。

2. 过分淘米、用力洗米甚至用手搓米、过长时间煮熬大米、在大米粥中加入苏打粉等，都可使维生素 B$_1$ 流失，诱发脚气病。

3. 长期以糖类为主要食物来源，缺乏肉、蛋及豆制品。

4. 患有慢性疾病，摄食过少。

5. 患有慢性消化系统疾病，降低了维生素 B$_1$ 在十二指肠及小肠中的吸收。

6. 肝脏功能受到损害。

7. 生食鱼虾类食物。

如何预防宝宝维生素 B₁ 缺乏症

1. 孕、乳母饮食应多样化，不宜长期以精米、白面为主食。

2. 改进烹调方法，减少维生素 B₁ 的损失。

3. 人工喂养儿应按时添加辅食。

4. 患感染或消化系统功能紊乱疾病时应补充维生素 B₁。小儿每日维生素 B₁ 需要量为 0.5~1.5 毫克，乳母为 3~4 毫克。

宝宝维生素 B₁ 缺乏症的家庭护理

1. 以米为主食时，要注意煮食方法。

2. 食品多样化，不能单一只吃大米或只吃谷物。

3. 猪肉含维生素 B₁ 最高，黄豆制品次之，应适量食用。

用药指导

在医生指导下摄取维生素 B₁ 制剂。

改善维生素 B₁ 缺乏症这样吃

● 调整饮食结构

不要总给宝宝吃精米、白面，要做到粗细搭配，多吃各种豆类杂粮，如小米、绿豆等，还应适当增加膳食中肉类的比例。

● 改进烹调方法

提高食物中维生素 B₁ 的利用率和保存率。如捞饭的方法不好，要提倡不弃汁的蒸饭方法；由于面粉中的维生素 B₁ 在酸性环境中较稳定，而在碱性环境中易被破坏，所以发面不宜加碱，应提倡使用鲜酵母发面；吃面时要喝些汤，充分利用面汤中的营养素；由于高温油炸和加碱会破坏面团中的维生素 B₁，因此，应少吃油炸食品。

宝宝营养失衡病预防调理

肉丸汤　　补充维生素 B_1

材料 猪肉（肥三瘦七）300克，水发黑木耳30克，油菜心9棵，鸡蛋2个

调料 葱末、姜末、盐、料酒、香油、鸡清汤各适量

做法

1. 猪肉洗净，剁成肉泥；鸡蛋打入碗中搅匀；水发黑木耳、油菜心择洗净，切成细丝。

2. 肉泥放入大碗中，加入蛋液、盐、香油、料酒、葱末、姜末和少许凉开水搅打成肉馅。

3. 汤锅置火上，加入鸡清汤烧沸，将肉馅用勺挤成肉丸放入汤内汆熟，去浮沫，加入黑木耳丝、油菜心丝、盐，烧沸即可。

1岁以上

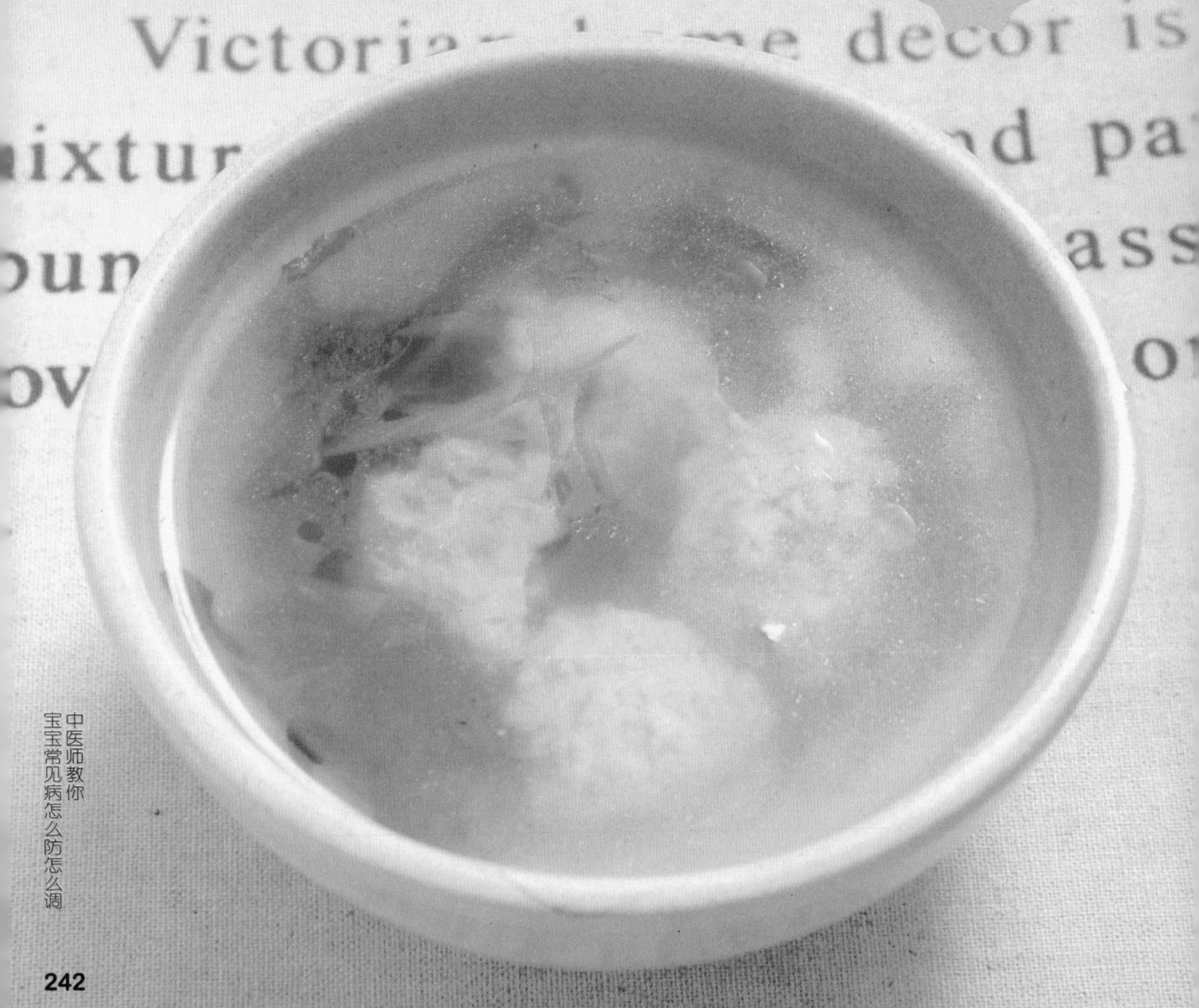

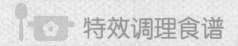

豆浆小米粥　　补充维生素 B$_1$

材料　黄豆 250 克，小米 200 克

调料　白糖适量

做法

1. 将黄豆、小米分别洗净，用水浸泡 2~3 小时，加入适量清水放入榨汁机中榨汁，过滤去渣，留汁备用。

2. 煲锅置火上，加入适量清水烧沸，倒入滤好的浆汁，边倒边搅，煮沸后加白糖调味即可。

1 岁以上

宝宝营养失衡病预防调理

维生素 C 缺乏

易得 "坏血病"

维生素 C 是一种水溶性维生素，人体缺乏这种维生素易得"坏血病"，所以维生素 C 又称抗坏血酸。

宝宝维生素 C 缺乏小信号

维生素 C 是人体必需的营养物质，参与人体的多种生理活动，中国营养学会发布的维生素 C 每日推荐量，0~12 个月婴幼儿每日 40~50 毫克，1~3 岁幼儿每日 60 毫克。宝宝维生素 C 摄入量不足时，会有以下几种表现。

1. 面色发白，食欲不佳，宝宝易烦躁且体重增长缓慢。

2. 毛发干枯，易折断，伤口愈合差。

3. 免疫功能下降，易受感染，易患感冒等。

4. 牙龈出血、身体其他部位出血。

病因解析

1. 人工喂养的宝宝没有及时补充新鲜蔬果，造成维生素 C 摄入不足。

2. 宝宝消化不良和慢性腹泻时，维生素 C 的吸收会减少，胃酸缺乏时，维生素 C 容易在胃肠道内受到破坏。

如何预防宝宝维生素 C 缺乏

1. 摄取富含维生素 C 的食品，改进烹调方法，减少维生素 C 的损失。如果宝宝有感染、外伤、手术等情况，应增加维生素 C 的供给。

2. 鼓励母乳喂养，改善母乳营养，保证乳液中有丰富的维生素 C。

3. 及时添加含维生素 C 的辅食，特别是对人工喂养儿，应及早添加菜汤、果汁等食品。

中医师教你
宝宝常见病怎么防怎么调

宝宝维生素 C 缺乏症的家庭护理

1. 选择含维生素 C 丰富的食物，改进烹调方法，减少维生素 C 在烹调中的损失。人工喂养的宝宝应添加富含维生素 C 的食物或维生素 C 药剂。

2. 保持口腔清洁，预防或治疗继发感染，有严重贫血者，可予输血，补给铁剂。

3. 重症宝宝，如有骨膜下巨大血肿或有骨折，应予以制动固定，不需手术治疗，服用一定剂量的维生素 C 药剂后，血肿可渐消失，骨折能自愈，但需时往往在 1 个月以上，如有骨骼错位，恢复较慢。

用药指导

在医生指导下，宝宝每天会服一定剂量的维生素 C 药剂。如果宝宝不能口服或胃肠道吸收不良，可予以肌内或静脉注射。

改善维生素 C 缺乏这样吃

每天给宝宝吃 300 克蔬菜，加上 200 克富含维生素 C 的水果，基本上可满足一天的维生素 C 需要量。

要注意尽可能选择新鲜的蔬菜，烹调速度尽量快一些，如急炒、水焯、白灼、凉拌等。蔬菜做熟后维生素 C 有一定流失，但宝宝更容易消化吸收，还能得到更多胡萝卜素。

Tips

给宝宝服用维生素 C 药剂，注意事项主要有以下几个方面。

1. 放置太久的维生素 C 不要给宝宝服用。许多家庭或多或少都存有维生素 C 片剂，但如果是长期暴露于空气中或放在潮湿的地方，会使药片变黄，影响药效，甚至分解成有害物质，千万不可服用。

2. 给宝宝服用维生素 C 的药量不要过大，要遵从推荐量。长期过量服用维生素 C 可使体内生成大量草酸，成为肾脏草酸盐结石的潜在危险。

3. 不能毫无依据地给宝宝用药，要在医生指导下进行。

PART
5

宝宝营养失衡病预防调理

菜花糊　　补充维生素 C

材料 菜花 300 克
调料 盐适量
做法

1. 菜花去梗，洗净，掰小朵，放入盐水中浸泡片刻，捞出备用。
2. 蒸锅内加入适量清水，大火烧沸后，放入菜花，隔水蒸软。

3. 取一小碗，将菜花放入凉开水中过凉，用汤勺将菜花压成糊状，放盐调味即可。

6 个月
以上

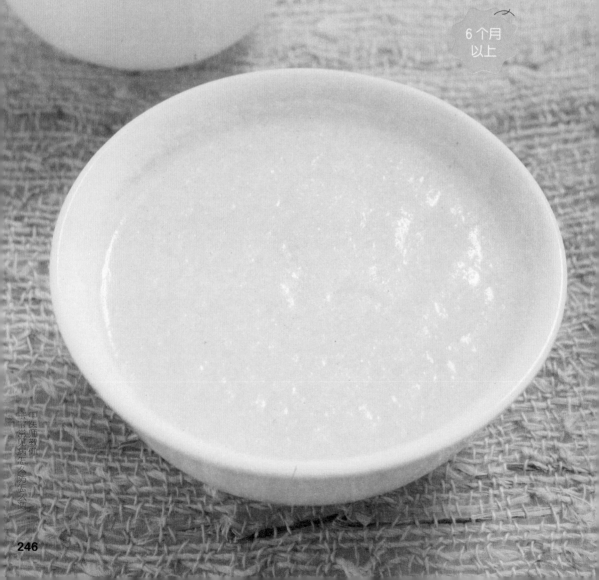

中医师教你
宝宝常见病怎么防怎么调

橘子柠檬酸奶　　　补充维生素 C

材料　酸奶、浓缩的柠檬汁各 200 克，新鲜橘子 1 个
调料　白糖适量
做法
1. 橘子洗净，剥皮，分瓣。
2. 将白糖加入装有柠檬汁的杯中，用搅拌机搅拌 1 分钟，再加入酸奶，再搅拌 10 秒。
3. 倒入杯中，放入橘瓣即可。

1 岁以上

宝宝营养失衡病预防调理

营养不良

调整饮食是关键

营养不良是一种慢性营养缺乏症，大多因能量和蛋白质摄入不足而引起。父母应了解宝宝营养不良的典型症状，及时发现异常情况，并采用相应的措施，将宝宝营养不良的状况及时调整过来。

宝宝营养不良小信号

营养不良的初期症状表现为体重不增加，之后是体重开始下降，皮下脂肪逐渐减少。脂肪减少首先是腹部的皮下脂肪，其次是躯干、臀部、四肢，最后是面颊部的皮下脂肪。

营养不良严重时，宝宝表现为皮下脂肪消失，额头出现皱纹，身高明显低于正常宝宝，食欲低下，精神萎靡，皮肤苍白、干燥、没有弹性，肌肉萎缩，运动发育落后，智力发育低下等，并且可能因血清中蛋白含量降低而出现水肿。

病因解析

宝宝营养不良可能是由于喂养不当所致。

继发于其他疾病，因为患病时食量减少，代谢增加，消耗增加，从而造成营养物质的消化、吸收、利用发生障碍。

另外，先天畸形如唇裂、胃的出口处（幽门）狭窄等，均可因喂养困难而造成营养不良。

如何预防宝宝营养不良

1. 为了预防宝宝营养不良，父母要掌握一些儿童营养知识，合理搭配宝宝的饮食，保证宝宝对热能和各种营养素的均衡摄入。

2. 父母要对影响宝宝营养摄入的各种病症及时进行治疗。

3. 定期带宝宝到医院进行检查与测评，以便及时发现成长中出现的问题。

4. 帮助宝宝提高身体素质，以减少各种疾病的发生。

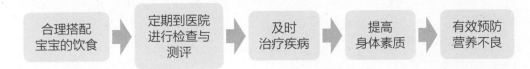

宝宝营养不良的按摩调理

● 按摩中脘穴

按摩可起到调理脾胃的作用。如按摩位于脐上4寸的中脘穴，对于婴幼儿食积疳积、腹痛胀满等有较好作用，可增进宝宝食欲，改善营养不良状况。

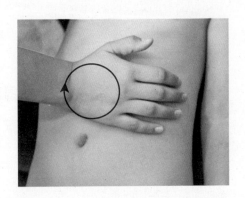

宝宝营养不良的家庭护理

1. 注意饮食。营养物质既要符合宝宝需要又要适合其消化能力；食物种类不宜变换过快，应由少到多、由简单到复杂地逐步添加，保证一切食物的新鲜和卫生；要耐心地喂宝宝。

2. 注意清洁卫生。营养不良的宝宝抵抗力差，易发生各种感染。因此应注意宝宝皮肤及口腔的清洁护理，尤其是眼部，以防感染其他疾病。

3. 注意给宝宝保温，防止受凉及呼吸道感染。宝宝生活要有规律，保证足够的休息。定期测量宝宝体重以观察增长情况，重症的营养不良最好住院治疗。

用药指导

在医生的指导下，给予各种消化酶如胃蛋白酶、胰酶，以助消化。适当应用蛋白同化类固醇剂如苯丙酸诺龙，可促进机体蛋白质合成，增进食欲，但在用药期间应供给足够的热能和蛋白质。

什么情况下必须就医

对于因疾病引起的营养不良，应及时带宝宝到医院就诊，及时治疗。

改善营养不良这样吃

适当增加宝宝牛奶的饮用量。牛奶中含有丰富的钙、维生素 D 等，包括人体生长发育所需的全部氨基酸，消化率高达 98%，2 岁以前的宝宝通过喝配方奶可获得牛奶中的营养。

● 针对宝宝情绪进行饮食调理

宝宝营养不良往往会出现一系列征兆，如情绪、行为异常等就是一种信号。父母不妨通过观察宝宝的情绪来调整饮食、培养宝宝良好的饮食习惯，从而预防营养不良的发生。

1. 如果宝宝长期情绪多变，爱激动、吵闹或脾气暴躁等，应考虑甜食摄入过多。这时父母应限制宝宝糖的摄入量，平衡宝宝饮食。

2. 如果宝宝经常沉默寡言、反应迟钝，可能是体内缺乏蛋白质和维生素等营养素。此时父母应多给宝宝吃鱼类、肉类、奶制品等高蛋白食物，同时多给宝宝吃些富含维生素的蔬菜水果。

3. 如果宝宝夜间常手脚抽筋、磨牙，常感头晕目眩或气虚，则多为缺钙、缺铁的表现。应让宝宝多吃些富含钙、铁的食物，如奶制品、鱼松、虾皮、海带等。

4. 如果宝宝经常忧虑、不安、健忘，则可能是缺乏 B 族维生素。父母可适当在饮食中补充些粗粮、蛋黄、奶制品、土豆、猪肝、核桃仁等富含 B 族维生素的食品。

5. 如果宝宝有异食癖倾向，则可能是缺锌、锰等微量元素所致。父母应让宝宝多吃些富含锌、锰的禽类及牡蛎等海产品。

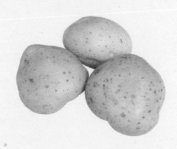
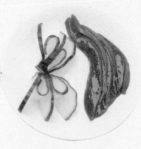

鸡肝芝麻粥 （补充营养）

材料 大米 100 克，鸡肝、鸡架汤各 15 克
调料 熟芝麻少许
做法

1. 鸡肝放入水中稍煮，除去血污，再换水煮 10 分钟，捞起，放入碗内研碎。
2. 锅内倒入鸡架汤，加入研碎的鸡肝，煮成糊状。
3. 锅中加水，放入大米，煮成粥；鸡肝糊加入大米粥中，放入熟芝麻，搅匀即成。

对症功效

鸡肝芝麻粥营养十分丰富，含有蛋白质、铁、钙、磷、锌及维生素 A、维生素 B_1、维生素 B_2 和烟酸等多种营养素，有很好的补充营养的作用，非常适合宝宝食用。

1 岁以上

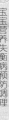

宝宝营养失衡病预防调理

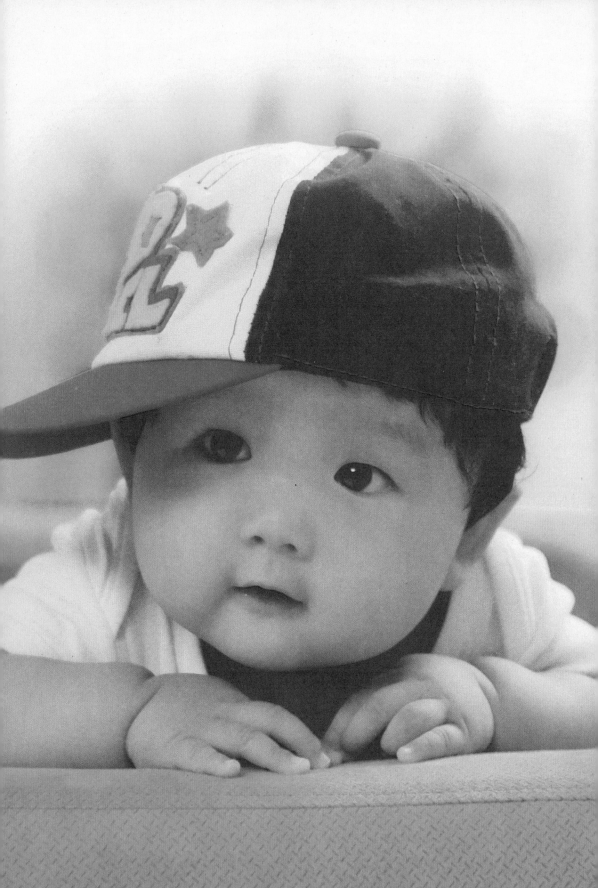

PART

6

宝宝突发急症与
外伤怎么办

吞食异物 不可小觑 的意外

宝宝气管进异物可能导致宝宝出现呼吸暂停，威胁生命安全。因此当宝宝的气管被异物堵住时，家长要采取正确的急救方法，并尽快送宝宝到医院治疗。

宝宝吞食异物小信号

如果有异物阻塞了宝宝的气管，宝宝会表现为不停地干咳，大一点的宝宝还会用手抚在脖子处，或把手放在嘴里抠；同时宝宝的眼神里会充满恐惧，脸色也会因为憋气而发白；虽然能发出声音，但声音又细又尖。气管进异物情况严重，会导致宝宝窒息。

如何预防宝宝吞食异物

1. 不要给 3 岁以内的宝宝吃不好消化的大块食物；宝宝学会咀嚼前，不要喂坚硬的食物，如大块的肉、坚果、果冻、奶酪、葡萄、硬糖或黏性大的糖、爆米花、泡泡糖或口香糖等。

2. 当奶嘴上有裂纹时，宝宝很可能把破损部分吸入气管中，因此一定要及时给宝宝换新的奶嘴。安抚奶嘴上的防护罩要比宝宝的嘴大，避免宝宝将安抚奶嘴吞入口中。

3. 宝宝虽然已会吃东西，但还不能充分嚼烂，食物容易呛入气管，因此要叮嘱宝宝专心吃饭，并耐心教会宝宝咀嚼方法，不让宝宝硬吞食物。

4. 不要以投喂的方式喂宝宝，以免食物直接冲到宝宝的咽喉或者气管中，增加宝宝发生窒息的可能。

5. 宝宝嘴巴里有食物时，尽量不要逗他笑，也不要让他蹦蹦跳跳。

6. 宝宝衣服上的装饰物一定要结实，如小扣子、小花一定要牢固，否则宝宝会把它们从衣服上拽下来，放到嘴里吃。在清洗衣服后检查宝宝衣服上的小配件是否牢固。

7. 小石块、气球、螺丝钉、玻璃球、硬币、玩具上的小零件、电池、纽扣、安全别针、曲别针、珠宝、笔帽、蜡笔等小物件都是危险物品，应放在宝宝看不见、够不着的地方。

8.最好给宝宝定做专门的餐椅，防止宝宝抓到一些不能给他吃的食物。小宝宝很喜欢从别人的碗里抓东西吃，如果有大宝宝做客，最好不让宝宝和他一起吃饭，以免宝宝吃到不应该吃的食物。

9.不要强力给宝宝喂药，在宝宝哭闹时喂药，宝宝很容易将药物吸入气管内。

宝宝吞食异物的家庭护理

● 气管进异物的急救法

1. 拍背法
抱紧宝宝的双腿，将宝宝倒拎起来，使其头朝下，拍打宝宝的背部，使宝宝咳出异物。

2. 催吐法
手指伸进宝宝的口腔内，刺激其咽喉部位以催吐，适用于异物较靠近喉部的情况。

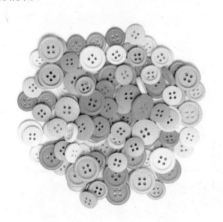

整理好家里面的小东西，切勿让宝宝误食。

3. "海默来克"手法
抱住宝宝腰部，用双手示指、中指、无名指顶压其上腹部，用力向后上方挤压，压后让宝宝放松，重复而有节奏地进行数次，争取让冲击气流把异物冲出来。

● 1岁以内宝宝气管进异物的急救法

首先，将宝宝放在大人的一只前臂上，让他的脸朝下，头部向下倾斜，用手托住宝宝的脖子。然后找到宝宝两个肩胛骨之间的位置。用另一只手的掌根快速向里向上推拍宝宝的这个位置5次。

推拍之后检查宝宝的口腔，看异物是否被拍出，如果异物几乎快要被拍出则可以用手把它抠出。如果仍然看不到异物，则要把宝宝翻过来，让宝宝脸朝上，用两根手指在宝宝两个乳头连线中间位置的一横指下，用力快速地垂直按压5次，再检查宝宝的口腔，看异物是否有快要出来的迹象。

5次推拍加5次按压为一个循环，直到异物被吐出或取出为止。

什么情况下必须就医

如果宝宝在取出异物后还是没有呼吸，要尽快进行心肺复苏，并尽快带宝宝到医院检查。

即使在异物被吐出且宝宝呼吸通畅后，仍然要带宝宝到医院进行检查，千万不可掉以轻心。

宝宝突发急症与外伤怎么办

食物中毒

食物中毒是指宝宝食用了被有毒物质污染的食品，或食用了含有毒物质的食品后出现的一系列不适症状，有时会危及生命。宝宝的饮食安全是大事，家人在照看时一定要谨防食物中毒的发生，一旦发生应立即采取科学的应对措施。

宝宝食物中毒小信号

食物中毒多发生在夏秋季，主要是因为误食细菌污染的食物而引起的一种以急性胃肠炎为主症的疾病。

宝宝吃了带细菌或毒素的食物发生中毒后，一般在 1 小时到 1 天内出现恶心、呕吐、腹痛、腹泻等现象，大多还伴有发热。

重症食物中毒，在短期内可出现四肢发冷、面色苍白、出汗、抽搐、青紫等，甚至发生生命危险。

如果吃下了带肉毒杆菌的食物，除胃肠症状外，宝宝还可有眼睑下垂，瞳孔散大，看不清东西或把一个物体看成两个；病情重的不能说话，吞咽和呼吸困难，体温下降。

如何预防宝宝食物中毒

1. 一定要去正规市场购买经过检验的肉、蛋、鱼、虾及蔬菜和水果。

2. 不吃半生半熟的鱼、虾、蟹，一旦烹调应尽快吃完。

3. 制作食物时要注意将处理生、熟食物的容器、刀、案分开，水果和凉拌菜一定要注意洗净，以防农药残留。

4. 不要吃变色、变味、发臭等腐败食物。残剩饭必须在食后煮沸保存，在下次食用前再煮一次。

5. 不吃不认识的野菜和蘑菇。

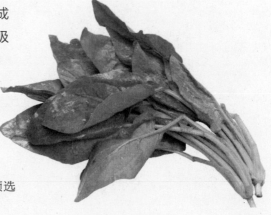

夏天吃凉拌菜时，必须选择新鲜的菜。

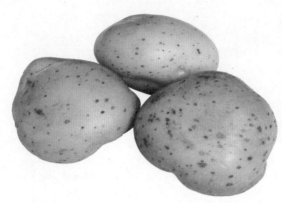

给宝宝吃的土豆一定要新鲜，千万不要吃发芽的、变绿的，以免引起食物中毒。

6. 腌菜必须腌透，不要吃才腌制 10 天以内的腌菜。

7. 夏天吃凉拌菜时，必须选择新鲜的菜，要用水洗净，开水焯烫以后加盐、料酒和醋等拌好才能吃。

8. 不要给宝宝吃过量的银杏，最好不要给宝宝吃果仁，不要给宝宝吃发芽的土豆。

9. 不要用装过药品的器皿盛装食物。

10. 禁止给宝宝食用毒蕈、河豚等有毒动植物。

宝宝食物中毒的家庭护理

一旦发现宝宝有食物中毒的迹象，首先要停用可疑食物，保留剩下的食物或者宝宝的呕吐物、排泄物等，以备医生化验，然后马上采取措施进行家庭急救。

●催吐

如果食物中毒发生在 1~2 个小时，可以多给宝宝喝白开水，然后用手指或筷子伸入喉咙进行催吐，刺激咽后壁，使宝宝恶心引起呕吐，以尽量排出胃内残留的食物，防止毒素进一步吸收。

●导泻

如果食物中毒已经超过两个小时，且患儿精神尚好，则可服用一点泻药，促进中毒食物尽快排出。

●解毒

如果是吃了变质的鱼、虾等引起的食物中毒，取食醋 100 毫升，稀释后一起服下。若是饮用了变质的饮料，最好的办法是服用鲜牛奶或其他含蛋白质的饮料。

什么情况下必须就医

经过家庭急救，如果宝宝症状未见好转，或中毒程度较重，应立即拨打 120 急救电话，或尽快将宝宝送到医院进行洗胃、灌肠、导泻等治疗。

宝宝突发急症与外伤怎么办

溺水
家庭容器也是诱因

夏秋季节雨水丰沛，低洼地方蓄满了水，宝宝稍不留神就可能掉进水里发生溺水。

宝宝溺水巧防范

溺水并非在户外才会发生，由于宝宝的骨骼与运动神经的协调能力还没有成熟，只要容器中水的高度达5厘米左右，就可能对宝宝构成威胁，包括浴盆、浴缸、马桶等。

很多家庭用澡盆给婴儿洗澡，有时候洗到一半，家长将宝宝独自留在澡盆里，虽然水很少，可是这对没有翻身能力的婴儿已经构成危险了。

如何预防宝宝溺水

避免宝宝溺水，家长应当注意以下几个方面。

1. 帮宝宝洗澡时，不能单独把宝宝留在浴室，哪怕几秒钟时间。

2. 避免使用太滑的瓷砖，或在浴室放止滑垫，防止宝宝跌倒。

3. 任何可装水的容器都应加装盖子或把容器倒放，厕所马桶盖也应盖上。

4. 不要让会走路的宝宝单独到湖边等有水的地方玩耍。

宝宝溺水的家庭护理

一旦宝宝发生溺水，在专业救护人员到来前，家长应学会救治，避免造成不良后果。具体操作方法如下。

1. 按压宝宝的胸部，或让宝宝保持头低脚高的位置，将水排出。

2. 用手将溺水宝宝口中的呕吐物、污物取出，解开衣服，保持呼吸顺畅。

3. 检查溺水宝宝是否清醒，可呼唤或拍打其足底，看有无反应，并仔细倾听是否有自主呼吸存在。对于已经没有呼吸的宝宝，须立即进行人工呼吸。

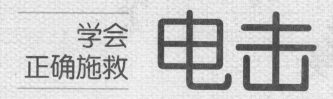

学会
正确施救

电击

小小的插孔，吸引宝宝前去探索，但却有触摸到高压电的危险，足以让宝宝休克甚至丧命。触电与烧、烫伤的伤害有类似处，不过烧、烫伤伤害较表浅，触电伤害较深入，严重时可能造成三四级灼伤。

宝宝遭电击小信号

家长可仔细观察宝宝，一旦发现宝宝有休克、身体发紫或是意识不清，呼吸、心跳停止的现象，可先做初步处理，再送医急救。

如何预防宝宝遭电击

宝宝开始会到处爬时，最容易发生危险。宝宝常常喜欢玩弄插座、插头和家用电器。父母应排除家中宝宝触电的隐患，防止宝宝发生触电危险。

1. 让宝宝远离所有电器、电线，并注意电线是否因年久失修而有破损的现象。

2. 电线应布置得隐蔽、尽量短些，可以沿墙根布置，也可以放在家具背后。不用的电器应拔去电源，尽量用最短的电线接电器。床头灯的电线不宜过长，最好选用壁灯，以减少电线的使用。

3. 家中插座的位置要安装在宝宝触摸不到的高度，或安装有保护功能的电插座，确保总是将插头稳固地插入插座中。将家具放在插座前，不让宝宝靠近。

4. 电视机、影碟机等电器要放在宝宝够不到的地方，不用时切断电源。

5. 将照明装置放置于宝宝碰不到的地方，确保所有的插座上都安装有合适的灯泡，同时也要告诉宝宝千万不要自己去碰电灯泡。

6. 冬天使用的电热器和夏天使用的电扇都不要放在床前。

7. 有些电动玩具的绝缘效果不佳，也要避免给宝宝玩耍。

8. 不要将吹风机、卷发棒或电动牙刷等放在有水的地方，也不要在有水的地方使用这些东西。

9. 所有电器在使用完毕后，都应及时收好，避免宝宝接触。

10. 平时要教育宝宝注意安全，告诉宝宝乱动电器的危害，在没有成人的情况下，不乱摆弄电器设备。

宝宝遭电击的家庭护理

● 切断电源

如果宝宝触电，应立即关闭电源，或用干燥的竹竿、塑料玩具等非导电物将电线从触电的宝宝身上挑去。绝对不能用湿布或用手直接接触宝宝，以免急救者自身触电。切忌急救者用双手同时拖拉宝宝。

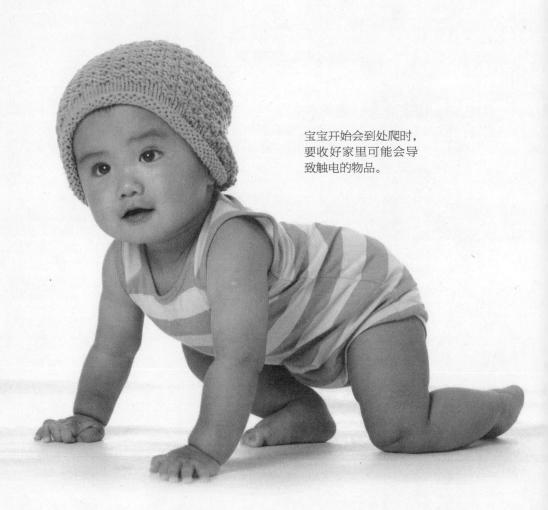

宝宝开始会到处爬时，
要收好家里可能会导
致触电的物品。

● 查看宝宝的意识状态

如果通过宝宝身体的电流很小，触电的时间较短，脱离电源以后宝宝只感到心慌、头晕、四肢发麻，要让他平卧休息，暂时不能走动，并在宝宝身旁守护，观察呼吸、心跳情况。待病情稳定后去医院做进一步检查。

● 开放宝宝气道

让宝宝面朝上平卧，一只手放在额头上将头略微后仰，另一只手将下颌轻轻抬起，判断宝宝有没有呼吸。

● 对宝宝进行人工呼吸

如果宝宝没有自主呼吸或呼吸不规整，要迅速进行人工呼吸。对宝宝实施口对口吹气，吹气时要观察宝宝的胸部，轻微起伏即可，避免过度进气引起肺泡破裂。吹气后要停留 1 秒钟再离开宝宝的嘴，使其胸部自然回缩，气体从肺内排出，连续进行两次人工呼吸。如果是 1 岁内的宝宝，可以给予口对口鼻的人工呼吸，将施救者的口完全包住宝宝的口鼻，操作程序与口对口人工呼吸一致。

● 进行胸外心脏按压

如果两次人工呼吸后宝宝仍然没有意识、没有呼吸，需要进行心脏按压。将宝宝平放在硬地或木板上，救护者在宝宝的一侧或骑跨在其腰部两侧，一手的掌根放在宝宝胸骨中下部，另一只手按在第一只手的手背上，有节奏地按压胸骨下半段，使其下陷 3~4 厘米，速度每分钟 100 次左右，按压和放松时间大致相等。抢救 1 岁内的宝宝可把一手放在胸骨中下 1/3 处，用掌根按压，深约 2 厘米，连续按压 30 次。以 2 次人工呼吸和 30 次心脏按压为一个循环，不间断地抢救，直至医务人员到来或宝宝苏醒。

什么情况下必须就医

如果触电时间较长，通过身体的电流较大，此时电流会通过人体的重要器官，造成严重的损害，宝宝表现为神志不清，面色苍白或青紫等，必须迅速进行现场急救，同时呼唤他人打"120"电话并协助抢救。

高处坠落

跌跌撞撞中长大的宝宝

八九个月的宝宝很容易发生跌落的情况，大人稍不留神，宝宝可能就从床上或者沙发上掉下来。一般来说这种跌落都不会有什么严重的后果或者后遗症，最可能出现的是跌落引起的外伤。

宝宝高处坠落巧避免

宝宝总是在跌跌撞撞中长大，难免会因为跌倒或坠落而受伤。大家可能认为坠下受的伤最严重，其实有时跌倒造成的伤害远比坠落来得严重，如在很硬的地板跌倒也可能导致撕裂伤。至于坠落受伤，包括床、椅子、桌子、柜子等许多家具，都是造成宝宝坠落的主要原因。

如果宝宝腹部有疼痛感，可能是腹腔内肝、脾脏受伤了；除了疼痛外，如果宝宝出现呕吐的情形，可能是肠子受伤了。

如何预防宝宝高处坠落

1. 注意所有家具的稳定度，包括婴儿床、学步车、婴儿手推车等，以避免意外发生。

2. 地面宜铺上软垫，一方面可避免滑倒，另一方面减少宝宝受伤的机会。

宝宝高处坠落的家庭护理

1. 宝宝跌落下来后，都会被吓哭，爸爸妈妈这个时候不要大呼小叫，免得让宝宝第二次受惊，要抱起宝宝安慰他，并告诉他不要害怕。

2. 宝宝停止哭泣后，家长要仔细检查，看看有没有外伤，如果只是擦伤或者磕出小包，那就不需要特别处理，自己就能好。

3. 跌倒或坠下造成流血时，须先采取压迫止血法，防止伤口继续流血。

4. 头部是最重要的观察点，若宝宝出现嗜睡、手脚无力、哭闹或头痛情形，应迅速就医做进一步检查。

5. 观察身体其他部位，包括四肢是否有肿、痛情形，如果情况严重，最好到医院做X线检查。

6. 发生严重跌、坠伤时表现出很痛苦，有可能是骨折，应尽量避免搬动，等救护人员到达后处理。

什么情况下必须就医

如果宝宝出现大哭、呕吐、抽搐、意识不清等情况，那就要考虑是不是伤到头部了，必须及时就医。

如果宝宝大哭不止，而且不让你碰他的手或脚的话，那么要考虑宝宝是不是有骨折的情况。如出现，需要把手或脚上的部位固定好，去医院就诊。

另外还有两种容易被忽视的情况，就是脾脏和肾脏的损伤。如果是肾脏受伤，尿液会因含血而变成红色。如果脾脏受伤，会因出血而出现脸色发黄、腹部膨胀等症状，宝宝没有精神，也不吃东西。家长要仔细观察，如果出现以上异常，必须及时就诊。

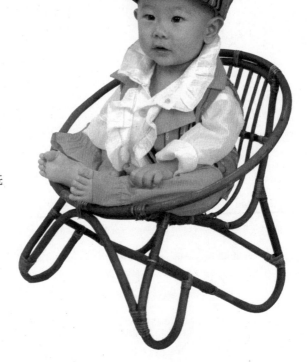

不要让宝宝在高处玩耍，以免发生意外。

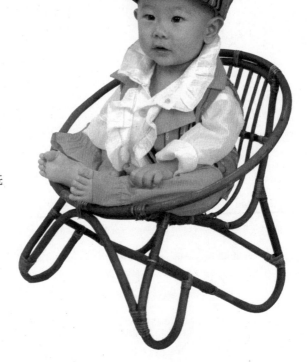

冻疮

寒冷天气要防护

冻疮是由于皮肤对寒冷过敏而导致发红、发痒的一种症状，主要发生在血液循环不良的肢体末端部位。

宝宝冻疮小信号

冻疮部位最初有刺痛麻木感，触之冷而僵硬，受热后有灼痒感，宝宝会因为胀痒而感到疼痛。皮肤出现红斑，渐转为紫色，重者伴有肿胀，并起水疱或大疱，疱破后糜烂或形成溃疡。

冻疮具有一定的复发性，且愈合的速度较慢，一直持续到天气暖和后才能慢慢有所好转。痊愈后该处色素沉着或脱色。溃疡愈合处多形成瘢痕。

如何预防宝宝冻疮

寒冷的冬季宝宝外出玩耍，如果皮肤保护不当，极易发生手足、耳郭、面部等暴露部位的冻疮，所以父母应做好预防及护理工作。

1. 寒冷天气最好让宝宝在家玩耍。如果到户外活动时，父母一定要为其多穿些衣服，戴好手套、帽子，经常暴露在外的部位可适当地涂抹护肤油以保护皮肤。脚部也要注意保暖，但不要穿得太紧，以免影响脚部的血液循环，诱发冻疮。

2. 让宝宝适当吃些热量高的食物，以增加身体内的热量，抵御寒冷。

3. 平时让宝宝加强锻炼，以增强自身抵抗力。

4. 每晚临睡前要用热水为宝宝泡脚，促进全身血液循环。

5. 对于以往生过冻疮的宝宝，父母可每天按摩其冻疮好发部位，促进血液循环，防止冻疮再次发生。

宝宝冻疮的家庭护理

宝宝患了冻疮要及时治疗，没有溃破时可在红肿部位涂抹些油膏或专门的冻疮膏及维生素 E，并注意保暖。

为防止宝宝抓破冻疮部位，可给宝宝戴上手套。

脱臼

单边提拉要禁忌

脱臼主要是指关节头从关节囊中滑出，此时关节无法正常活动，称之为脱臼。关节脱位后，关节面完全丧失对合关系者为完全脱位，部分丧失者为半脱位。

宝宝脱臼小信号

当发现宝宝两边的手臂不对等、宝宝单边的手臂不动、活动手臂却有疼痛感，或是宝宝自己会避免某部位的肢体动作时，宝宝可能脱臼了。

● 病因解析

家长单手牵起宝宝或是抱起宝宝，这个动作会因为单边施力的缘故，造成宝宝手脱臼、扭伤或骨折。

如何预防宝宝脱臼

父母在跟宝宝互动时，避免做单边的拉提动作。

宝宝一旦发生过脱臼，就会多次反复地发生。因此，有脱臼史的宝宝，父母跟宝宝玩耍或是进行身体接触时，要避免在相同部位用力过大。

宝宝脱臼的家庭护理

● 脱臼后的护理

若宝宝的手臂单边不动但没有疼痛感，则可用三角巾或布带将脱臼部位稍做固定，然后立刻送医；若宝宝活动手臂时会有疼痛感，或手臂无力垂下，则须立即送医急救。

当宝宝脱臼时，别随意移动宝宝的患肢，避免移动的过程中造成宝宝患部的二次伤害，先固定患部再施以冰敷，尽快到医院治疗即可。

● 复位后的护理

前脱位复位后应将宝宝患肢保持在内收内旋位置，腋部放棉垫，再用三角巾、绷带或石膏固定于胸前。3周后开始引导宝宝逐渐做肩部摆动和旋转活动，但要防止过度外展、外旋，以防再脱位。后脱位复位后则固定于相反的位置。

宝宝突发急症与外伤怎么办

骨折

基本护理要知道

宝宝生性活泼好动，特别是在宝宝学会走路和小跑之后，更是静不下来。由于宝宝的骨质比较脆弱，在玩耍、学走路、受到重物撞击、跌倒时都很容易发生骨折。

宝宝骨折小信号

父母如何能迅速而准确地判断出宝宝是否骨折呢？判断宝宝是否骨折主要通过以下几个方面。

1. 宝宝身体局部有疼痛和压痛感，活动后疼痛有所加重。

2. 受伤局部有肿胀、瘀斑。

3. 受伤部位出现部分或全部功能丧失。

4. 受伤严重时肢体出现畸形，如短缩、扭曲、旋转等。

5. 宝宝身体活动反常，不该活动的地方产生活动。

6. 移动受伤部位可听到骨断端的摩擦声。

只要宝宝出现上述症状中的一个或者几个，就表明宝宝很可能发生骨折了，父母要赶紧采取措施进行急救或求救。

如何预防宝宝骨折

● 应急处理措施

一旦宝宝有骨折症状发生，父母应迅速但又动作轻柔地检查宝宝全身状况。

1. 如果宝宝昏迷，首先应重点检查头部及神经系统是否有损伤，因为它会即刻危及生命。

2. 如果宝宝面色苍白，出冷汗，脉搏快而弱，主诉口渴，并有血压下降等症状，可能是断骨刺破大血管引起大出血，应当紧急处理，及时止血。

3. 如果断骨刺破胸膜引起气胸，应紧急处理气胸。

● 急诊前的护理

如果宝宝已不能走动或失去知觉，严重失血或停止呼吸，请按以下步骤操作。

1. 拨打医院的急救电话，并努力让宝宝平静下来。

2. 不要试图移动宝宝，尤其是伤到头骨、臀部、骨盆、脊椎骨或大腿时，也不要试图拉直受伤骨骼或改变它的位置。

3. 一旦需要给宝宝动外科手术，就不要让宝宝吃任何东西，也不要喝水。

4. 宝宝骨折处出血时，在送宝宝去医院的途中，可先用干净的毛巾压住伤口。如果出血较严重，可用橡皮筋管、橡皮带缠绕骨折的肢体，以压迫止血。但要注意每隔30分钟左右放松一下，以免影响血液循环导致骨折的肢体缺血、坏死。

5. 如果宝宝只是小的骨折，如胳膊或手指，宝宝会非常疼痛，父母可以带宝宝去医院，也许宝宝还能够移动受伤的部位，但这并不意味着没有骨折。

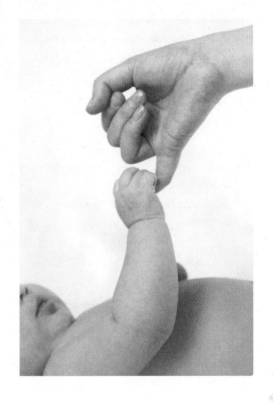

6. 如果伤在前臂或小腿，而医护人员不能及时赶来，可先用夹板固定住受伤部位。如果伤在上臂或肩膀，用布做成一个三角形的悬挂带（三角形悬挂带可以兜住整个受伤胳膊，避免伤害加重），将受伤的胳膊挂在未受伤的肩膀上，然后在脖子后打结。如左胳膊受伤，悬挂带要挂在脖子右侧。受伤后将患处抬高24~48小时，这样可以帮助消肿。

大多数情况下，如果怀疑骨头受到损伤，应该带宝宝看急诊。需要时给宝宝拍X线片，最好向宝宝简短地解释一下，让他配合治疗。

● 石膏固定后的护理

如果宝宝不幸骨折并且打上石膏，家长要护理好宝宝，帮助宝宝尽快康复。

1. 石膏固定好后，家长要注意帮助宝宝保护好石膏，防止石膏折断、脱落和受潮。

2. 宝宝平卧时，可用枕头和毛巾等抬高骨折的肢体，高度可稍超过宝宝平卧时心脏的水平位置，这样有利于静脉血液回流，减少受伤部位的肿胀、疼痛，促使骨折愈合。

3. 打石膏后的常见问题是瘙痒。可询问医生如何把棉签伸到石膏铸模里面为宝宝搔痒。在睡前给宝宝服用适当剂量的苯海拉明或氯雷他定，以减轻瘙痒，保证宝宝能得以良好的睡眠。

4. 如果宝宝在铸模内的肢体感到严重疼痛或有压迫感，或者伤肢的手指脚趾不断地变冷或者变青，应该及时和医生联系。

5. 拆除石膏后，肢体、关节运动受限，这是正常现象，主要是由于骨折的肢体活动减少、肌肉萎缩引起的。只要经过一段时间的功能锻炼，一般会恢复正常。

6. 应在专业人士的帮助下对宝宝骨折的肢体做早期功能的康复锻炼。

什么情况下必须就医

家长一旦发现宝宝骨折，就应立即送往医院急救。

Tips

制作简易夹板

正确地使用夹板可以固定受伤部位。移动受伤的骨骼不但可能引起剧痛，还可能会对骨骼、周围肌肉、血管以及神经等部位造成更多的伤害。具体操作步骤如下：

1. 利用比较坚硬的材质制作夹板，如木头、金属或塑料，卷起来的报纸或杂志也可以。

2. 确保夹板要长于受伤的骨骼。这是为了固定受伤部位上边和下边的关节。

3. 为夹板加上纱布或棉毛巾使其更柔软舒适，以免伤到宝宝的肌肤。

4. 用布或胶带将夹板牢牢地固定在受伤的骨骼上，但不要绑得太紧，以免影响血液循环。

5. 使用冰块冷敷，可以缓解骨折处的疼痛和肿胀。

开水烫伤

由于看护不慎，造成宝宝烫伤的事情也时有发生，如果出现宝宝被烫伤的情况，要及时做出应急处理，避免造成二次伤害。

宝宝开水烫伤小信号

烧、烫伤分为三度。

● 一度烫伤

属于表皮烫伤，皮肤会有发红的现象且伴有疼痛感。若立即冲水冷却至少20分钟，2~3天可获得改善。

● 二度烫伤

表皮已烫伤至溃烂并产生水疱，烫伤可能会深及表皮下方的真皮层，2~3周可痊愈。

● 三度烫伤

烫伤直达皮下组织，皮肤会有发硬、发白或发黑的现象，是非常严重的烫伤，必须立即送医院治疗。

如何预防宝宝开水烫伤

1. 不要将暖水瓶放在宝宝碰得到的地方，也不要放在宝宝经常跑来跑去的桌子旁边。

2. 给宝宝放洗澡水，要先放凉水，再放热水。

3. 尽量不要让宝宝待在厨房里，因为厨房里的炉火、热油、水瓶、热饭菜都可能伤害到好动的宝宝。

4. 不要把热水、热粥等放在宝宝面前而无人看管。

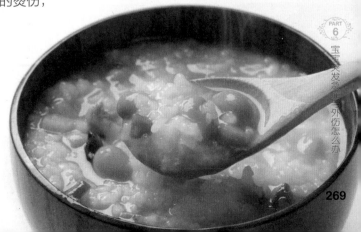

不要把热水、热粥等放在宝宝面前而无人看管。

宝宝开水烫伤的家庭护理

发生烧烫伤后，立即用凉水（自来水就可以）冲，水温越低越好，但不能低于6℃。用冷水浸泡时间一般应持续30分钟以上，这样经及时散热，可减轻疼痛或烫伤程度。不要使用水以外的任何物质，如油、盐、糖、奶等。

● 注意三种情况

1. 烫伤皮肤表层

如果只是烫伤了皮肤的表层，被烫的皮肤只是颜色有点发红，可以立即用凉水冲一冲，自己就可痊愈。

2. 皮肤出现水疱

如果被烫的皮肤出现水疱，或者出现皮肤变白或变黑的症状，这代表伤得很重，应该立即去医院就诊。

3. 隔着衣服被烫到

如果是隔着衣服被烫到了，不要马上脱掉衣服，而是先往衣服上洒凉水，这样做几分钟试试看，如果烫伤不严重，可以把衣服脱下来，继续用凉水冲。

什么情况下必须就医

如果宝宝烫伤很重，而且隔着衣服，就要用剪刀把衣服剪开，然后立即送宝宝去医院就诊。

对于轻度烫伤的宝宝，须密切注意体温的变化。一旦体温升高到39℃以上，父母应尽快带宝宝去医院诊治，以防并发症的发生。

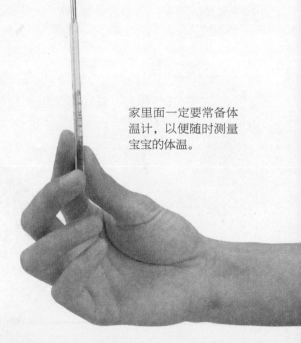

家里面一定要常备体温计，以便随时测量宝宝的体温。

晒伤

娇嫩的
皮肤很敏感

有些宝宝，他们的小脸蛋儿会因为太阳晒变成深褐色，这就属于光敏性皮炎。这些宝宝的皮肤特别敏感，应该特别注意防晒问题。

宝宝晒伤小信号

经常带宝宝外出可以接受新鲜流动的空气刺激，还可沐浴阳光的照射，不仅对宝宝的皮肤有好处，对呼吸道也大有好处，应该多带宝宝到户外活动。但是到户外活动并不意味着要让宝宝在太阳底下暴晒。尽量不要在太阳光强烈的时候外出，如果需要外出也要走有阴凉遮蔽的地方。另外要给宝宝戴上有宽帽檐的帽子，个别皮肤敏感的宝宝还要在皮肤的暴露部位涂抹上防晒霜，防止晒伤。

Tips

现在市面上有很多防晒霜，有些是专为婴幼儿提供的，但是防晒霜毕竟是一种化学物品，对宝宝娇嫩的皮肤有不良刺激，如果宝宝不是必须裸露在太阳下暴晒时，其实没有必要非给宝宝使用防晒霜不可。

宝宝晒伤的家庭护理

用西瓜皮敷肌肤：西瓜皮含有维生素C，把西瓜皮用刮刀刮成薄片，敷在晒伤的胳膊上，西瓜皮的汁液就会被缺水的皮肤所吸收。皮肤的晒伤症状会减轻不少。

用茶水治晒伤：茶叶里的鞣酸具有很好的促进收敛作用，能减少组织肿胀，减少细胞液渗出，用棉球蘸茶水轻轻拍被晒红处，可以安抚皮肤，减轻灼痛感。

水肿用冰牛奶湿敷：被晒伤的红斑处如果有明显水肿，可以用冰牛奶敷，每隔2~3小时湿敷20分钟，能起到明显的缓解作用。

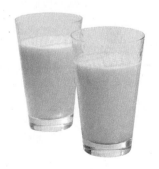

耳内异物 好奇
惹的祸

由于无知和好奇，宝宝有时将手里玩的小东西塞到耳朵里去，如圆珠子、小豆子、小石块等，形成外耳道异物。在夏天，宝宝在外面玩时，各种昆虫飞进或爬进耳朵里也是常有的事。

宝宝耳内异物小信号

如果是小虫入耳，耳孔内会有跳动爬行感，宝宝会感到难以忍受的声音和耳痛。

如果是豆类入耳，遇水膨胀可刺激外耳道皮肤发炎、糜烂，宝宝会有剧烈的疼痛。

大的异物入耳，可引起宝宝听力障碍、耳鸣耳痛和反射性咳嗽。

如果耳道不慎进水，应及时使耳道内的水流出，防止引起中耳炎。

宝宝耳内异物的家庭护理

● 小虫入耳应急处理

告诉宝宝千万不要紧张与害怕，小虫飞进耳朵时要马上用双手捂住耳朵并张大嘴，这样可以防止耳朵的鼓膜被震伤。

小虫飞入耳道，应马上把宝宝带到暗处，用灯光或手电筒光等照有虫子的耳道，小虫多有趋光的习性，见光会自行出来。

用食油（甘油亦可）滴3~5滴入耳，过2~3分钟，把头歪向患侧，小虫会随油淌出来。

小虫入耳后，取食醋适量，滴入耳内，小虫自己就出来了。

● 耳道进水的应急处理

耳道进水时，将头侧向患侧，用手将耳朵往下拉，然后用同侧脚在地上跳数下，水会很快流出。

也可以用棉签轻轻插入耳中，将水分吸干。

● 小东西入耳的应急处理

豆入耳道时，选一根细竹管，其直径与耳孔一样大小，轻轻地插入耳道，然后嘴对着竹管外口，用力吸气，豆子会被吸出来。

豆、玉米、米麦粒等干燥物入耳，不宜用水或油滴耳，否则会使异物膨胀更难取出。

耳道内滑进小圆珠、玻璃球时，不要用钳子取，钳子容易将异物送入耳道深部。

不要用尖锐的东西挖掘耳内异物，以免造成耳内黏膜和鼓膜的损伤。

什么情况下必须就医

异物进入耳道无法取出或疼痛较重时，不宜延误，应立即送医院治疗。

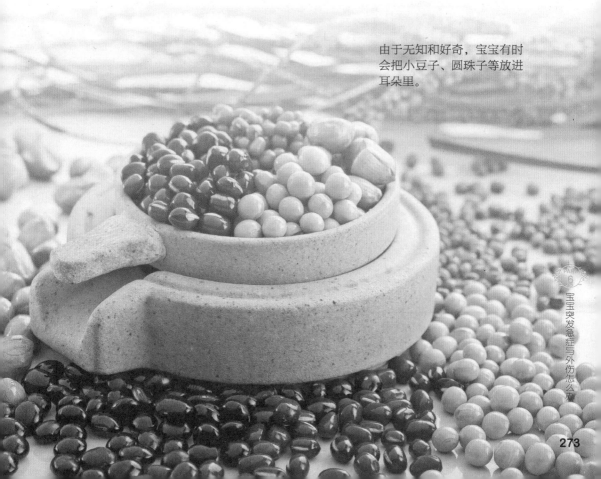

由于无知和好奇，宝宝有时会把小豆子、圆珠子等放进耳朵里。

鼻腔异物

及时发现鼻中小异物

宝宝生性活泼好动，玩耍时会无意中把小东西放进鼻腔，如果父母没有及时发现，可能会引起严重后果。

宝宝鼻腔异物小信号

如果放进鼻腔的异物是小豆子、纽扣、珠子、笔帽等微小物品，可能数周或数月没有症状。而尖锐、粗糙的异物，可损伤鼻腔，引发溃疡、出血、流脓和鼻塞。豆类进入鼻腔后会膨胀，可突然引起鼻塞、喷嚏，腐烂时有脓性分泌物及异臭味。

如何预防宝宝鼻腔异物

及时发现玩具上将要脱落的物件，加以紧固。教育宝宝吃饭时不要讲话或玩耍。教育宝宝不要把食物、玩具、瓜皮、果壳等塞入鼻腔。

宝宝鼻腔异物的家庭护理

1. 异物刚进入鼻腔，大多停留在鼻腔口，对于大一点的宝宝，父母可压住宝宝健侧鼻孔，让宝宝用力擤鼻涕。如果宝宝较小，就不能用这种方法，有可能将异物吸入。

2. 如果是蚊、蝇等飞虫吸入鼻中，切勿乱挖，要用擤鼻涕的方式擤出。捏紧鼻翼，把蚊、蝇挤死，然后擤出。

3. 利用气压吹出异物是最安全、最简单、最有效的方法，父母可以教宝宝学会这种方法。顺序如下：用力吸气，闭紧嘴巴，手指压住未塞住异物的鼻孔，使劲用塞住异物的鼻孔吹气。一次不成功，再重复2~3次。

4. 吹出异物的一部分后，便可用手指试着取出异物。要小心不要又将异物塞回鼻中。

什么情况下必须就医

异物擤不出或已经进入鼻腔深处，特别是圆形异物，一定不能用镊子去夹，以免异物越来越深，应立即送医院处理。

尖锐异物刺入，或异物过大，应送医院处理。

中医师教你
宝宝常见病怎么防怎么调

牙齿损伤

爱玩的宝宝易受伤

宝宝天生爱玩，经常会摔倒磕碰，有时牙齿会受到损伤，爸爸妈妈一定要细心护理宝宝的面部。

宝宝牙齿损伤小信号

宝宝的下巴受伤往往会损伤到牙齿，造成牙齿的错位、折断或脱落，或使牙齿变得敏感。

宝宝牙齿损伤的家庭护理

在疼痛的地方敷上冰袋，每次20分钟，以减轻宝宝的痛苦。

让宝宝在进行运动时使用适当的护具，以免牙齿受伤。

给宝宝服用适量的对乙酰氨基酚或布洛芬止痛。

什么情况下必须就医

如果恒牙受到伤害，应立即带宝宝去治疗。也要尽快治疗乳牙，因为乳牙的齿根可能会影响恒齿的齿根，乳牙的伤害会波及恒齿。

如果希望重新植回宝宝的牙齿，须在牙齿受伤后2小时内进行。轻轻地把脱落的牙齿按回去，然后带宝宝去看牙医；如果乳牙脱落后无法把它放回去，应把它放到常温的牛奶中，然后带着它和宝宝去医院。

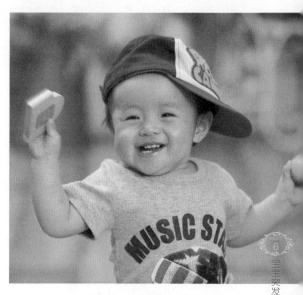

宝宝的牙齿也是不可忽略、需要保护的部位。

动物咬伤

谨防
狂犬病

宝宝被宠物咬伤、抓伤的情况越来越多见，如果家有宠物，父母要细心看护，莫让宝宝与宠物太接近。同时，父母还应学习一些被宠物咬伤或抓伤之后的应对方法。

宝宝被动物咬伤小信号

养宠物的家庭越来越多，宠物对宝宝的伤害事件也随之增多。带宝宝去野外郊游或野生动物园游玩时，也可能遭遇野生动物的伤害。

● 被动物咬伤的危害

通常宠物猫狗是不携带狂犬病毒的，但患病的宠物有可能会携带病毒。猫的咬伤比狗的咬伤更容易造成感染。

狂犬病是一种可致命的疾病。即使没有表现出患病症状，以下动物也可能会传播狂犬病：蝙蝠、臭鼬、浣熊、狐狸、郊狼、野猫、野狗或任何大型野生动物。被感染了狂犬病的野生动物咬伤是非常危险的。

🔖 Tips

首次注射疫苗的最佳时间是被咬伤后的 48 小时内。具体注射时间是分别于第 0 天、第 3 天、第 7 天、第 14 天、第 30 天各肌内注射 1 支（2 毫升）疫苗，"0"是指注射第一支的当天（其余以此类推）。如果因诸多因素而未能及时注射疫苗，应本着"早注射比迟注射好，迟注射比不注射好"的原则使用狂犬疫苗。

在注射疫苗期间，应注意不要让宝宝喝浓茶、咖啡，也不要吃有刺激性的食物，如辣椒、葱、大蒜等；同时要避免宝宝受凉、剧烈运动或过度疲劳，防止感冒。

如何预防宝宝被动物咬伤

在家除了保证宠物和家居的卫生外，一定要教宝宝与宠物相处：

1. 禁止宠物进入宝宝的房间或和宝宝一起睡。如果受住房面积限制，可以在宝宝的摇篮上加个网罩。

2. 不让宝宝给宠物单独喂食，以免宠物误咬到宝宝的手。

3. 不要把宝宝放在童车或学步车内，让他自己玩，因为宝宝的小手随时都可能去"挑逗"宠物。

4. 不要让宠物在宝宝面前表演刺激的游戏动作，以免宠物过度兴奋而伤害宝宝。

5. 一旦发现宠物对着宝宝发出咝咝声、吠声、低吼声时，或者它有发怒的迹象时，应及时制止，并将宠物和宝宝隔离开。

6. 教宝宝如何轻轻抚摸宠物，但不要让宠物舔宝宝的脸。

7. 教宝宝远离流浪狗、流浪猫。

宝宝被动物咬伤的家庭护理

1. 如果咬伤的只是皮肤表面，没有出血，马上用清水、肥皂水或过氧化氢液清洗一下伤口，然后用无菌纱布覆盖伤口后就诊。

2. 如果伤口污染较重，通常要用清水、肥皂水或过氧化氢液消毒，但不可用碘酒或酒精。因为碘酒或酒精刺激组织细胞，不利于伤口消毒。

3. 如果咬伤或抓伤部位出血，应该尽量使含有病毒的血液流出，然后在伤口处用无菌纱布或清洁手帕按压止血，同时马上带宝宝去医院进行检查和处置。

4. 宝宝被鸟啄伤后必须立即进行彻底消毒，因为鸟的嘴很长，啄到人皮肤后造成的伤口很深，及时消毒处理才能避免肌肤深层部位被感染。

5. 为了避免破伤风或狂犬病，一定要带宝宝去医院注射破伤风预防针或狂犬病疫苗。

什么情况下必须就医

宝宝出现以下情况，要立即带他去医院。

直接按压伤口20分钟后仍不能止血，或需要缝合伤口；

发热，体温达到37.5℃；

被咬伤的患处位于面部或手足处；

认为该动物可能患有狂犬病；

要检查宝宝的破伤风疫苗接种情况。

被猫抓伤或咬伤的宝宝，若受伤部位附近的淋巴结肿大，引起发热症状，应立即就医治疗。另外，猫身上的跳蚤也会造成感染，在受伤后数天至两周，宝宝手足部位会出现隆起的紫红色丘疹，应及时就医治疗。

PART 6

宝宝突发急症与外伤怎么办

手指被夹

宝宝天生活泼好动，见到好玩的东西就要去摸，家长稍不注意，宝宝可能就会被夹到手指。门缝、抽屉、冰箱门、汽车门等都可能夹到宝宝的小手，轻者出血肿胀，重者可引起指甲脱落或关节出血等。因此，家长在看护时要特别小心。

宝宝手指被夹小信号

在日常生活中，家庭和学校的门户、铁闸、窗框、抽屉或者汽车门等，最容易夹伤手指，而伤者多是活泼好动的宝宝。

宝宝手指被门窗或抽屉夹伤后，轻者疼痛，出血肿胀，手指皮肤变青紫或指甲下瘀青；重者指甲脱落、甲床撕裂、关节出血或指骨骨折；更严重的可造成手指断裂。

如何预防宝宝手指被夹

1. 宝宝乘坐汽车时要有家人看护，不要让他用手乱摸；上下车时最好由家人抱着，以免自己关门时夹到宝宝的手。

2. 可在宝宝经常开关门窗的部位加上塑胶套。

3. 教育宝宝不要随意开抽屉或冰箱门。

一定要爱护好宝宝细嫩的小手，以防被夹到。

宝宝手指被夹的家庭护理

1. 手指被夹到时，宝宝会大声哭泣，家人要先安慰他，然后观察夹伤部位有没有肿

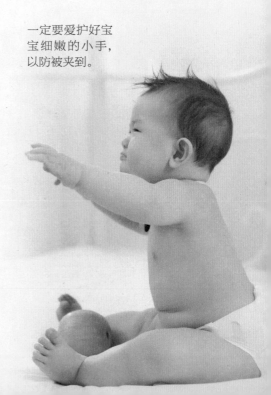

块，如果手指仍可灵活弯曲且没有肿块，就可放心。不过也不可不加处理，要用冷水做降温处理。

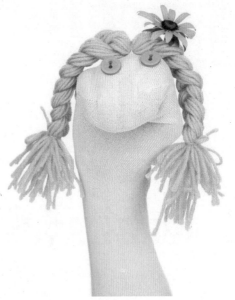

2. 手指血肿及疼痛，应立即用冷毛巾或冷水袋湿敷伤处，以减轻疼痛，并可防止血肿增大。

3. 如果血肿越来越大，则可用绷带或布条稍稍加压包扎，但需注意包扎时间切勿超过 1 小时，并随时注意手指末端的颜色。如果发现指端颜色变紫、发凉，应立即松开绷带或布条。

4. 如果手指夹伤后有创口，应局部消毒后包扎。

5. 用厚纸板等物件支撑起宝宝的手臂部位，然后用绷带扎好，再将手臂用三角巾固定，以减轻肿胀和疼痛。

6. 受伤 24 小时后，可改用热毛巾或热水袋热敷，但要避免将手指烫伤，每日 2~3 次，每次 15~20 分钟。

7. 对指甲下积血和疼痛明显者，可用火烧的大头针在指甲上刺穿数孔，让血液流出，以减轻疼痛。

8. 治疗夹伤期间不要给宝宝洗浴。

9. 宝宝手指夹伤后不要接触水，以免伤口感染。

什么情况下必须就医

1. 如果宝宝手指出现青紫肿胀或屈伸障碍，有可能是发生了骨折，应及时带宝宝去医院进行诊治。

2. 如果夹伤部位出血不止，可将宝宝受伤的手指抬高超过心脏，以减轻疼痛和止血，并尽快去医院治疗。

3. 如果宝宝指甲脱落，不要在家中进行处理，简单清洗、消毒、包扎后应立即送往医院请医生处理、缝合。如果还有一部分指甲留在手上时不要强行取下，要把脱落的指甲放回原处，并用纱布包扎，然后送医院治疗。

蚊虫叮咬

防蚊驱蚊最要紧

在夏季，很多宝宝都有被蚊虫叮咬的情况，虽然不是什么大问题，但确实让很多家长伤脑筋。宝宝被蚊虫叮咬后会出现小疙瘩或者小红点，个别严重的甚至会出现明显红肿的情况。宝宝也会因此烦躁或哭闹。

宝宝被蚊虫叮咬小信号

宝宝十分好动，又喜欢在户外玩耍，加之新陈代谢旺盛，所以稍一活动身上便会出汗。出汗时，汗液中的三甲胺会不断地从汗中散发出来，而蚊虫对这种气味特别敏感。所以，宝宝很容易被蚊虫叮咬。

被蚊虫叮咬后常会引起皮炎，这是夏季宝宝皮肤科常见的病症。

如何预防宝宝被蚊虫叮咬

1. 注意室内清洁卫生。在暖气罩、卫生间角落等房间死角定期喷洒杀蚊虫的药剂，并注意通风。垃圾要及时处理掉，以免蚊虫滋生。

2. 宝宝的衣物要保持干净清爽，可以用八角、茴香等调料泡水，给宝宝洗澡，这样可以去除宝宝身上的汗味，有助于预防宝宝被蚊虫叮咬。

3. 夏季，宝宝睡觉时可以给他的小床配上透气性较好的蚊帐或插上电蚊香，注意蚊香不要离宝宝太近。还可以在宝宝身上涂抹适量驱蚊剂。

4. 郊游时尽量给宝宝穿长袖衣裤；可以在外出前全身涂抹适量驱蚊剂。在使用驱蚊用品特别是直接接触皮肤的防蚊剂、膏油等时，要注意观察是否有过敏现象，有过敏史的宝宝更应该注意。

5. 尽量少让宝宝去草丛、潮湿的地方玩耍。

6. 让宝宝多吃有味蔬菜。有一些蔬菜中含有蚊子不喜欢的气味，如含胡萝卜素的胡萝卜、西红柿等，宝宝吃下后，蚊子就会远离宝宝。

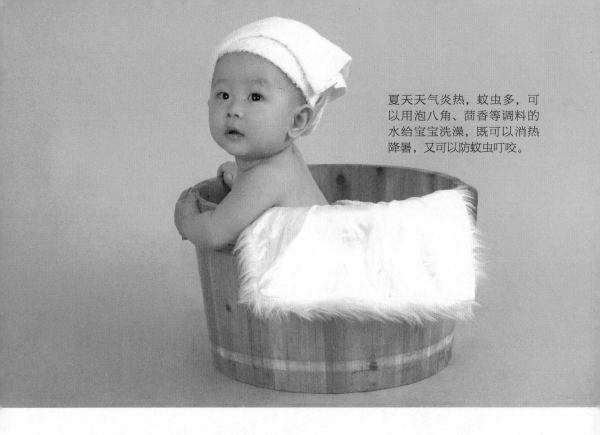

夏天天气炎热，蚊虫多，可以用泡八角、茴香等调料的水给宝宝洗澡，既可以消热降暑，又可以防蚊虫叮咬。

宝宝被蚊虫叮咬的家庭护理

1. 被蚊虫叮咬后可用盐水涂抹或冲泡叮咬处，有助于肿块软化。

2. 如果家里有芦荟，可以把芦荟叶剥开，将芦荟汁涂抹在叮咬处，有助于止痒消肿。

3. 一般性的虫咬皮炎的处理主要是止痒，如涂抹虫咬水、复方炉甘石洗剂，也可用市售的止痒清凉油、花露水等外涂药物，但要看清楚其中是否含有酒精等刺激成分。

4. 对于症状较重或有继发感染的宝宝，可内服抗生素消炎，同时及时清洗并消毒被叮咬的局部，适量涂抹红霉素软膏等。

5. 为了防止宝宝抓挠痒处，这时父母可以帮宝宝剪短指甲，以避免宝宝抓破伤口继发感染。

什么情况下必须就医

宝宝出现以下情况，要立即带他去医院。

在被蚊虫叮咬后出现类似流感的症状；过敏；出疹子或皮肤上出现红疙瘩；持续感觉不舒服或肿胀；呼吸时有杂音或呼吸困难；被叮咬后有面色苍白、出虚汗的现象。

另外，如果宝宝有高热、呕吐、惊厥等症状时，也需立即就诊。

蜂虫蜇伤

让宝宝远离蜂虫多的地方

宝宝被蜂虫蜇伤后，从表面上看皮肤上只有一个犹如针刺样的很小的孔，但往往毒刺会留在里面，会使宝宝感到蜇伤部位有针刺般的疼痛，同时局部肿胀。所以宝宝被蜂虫蜇伤应及时进行处理。

宝宝被蜂虫蜇伤小信号

除了夏天发生频率很高的蚊虫叮咬伤，各个季节宝宝都有可能被一些毒虫咬伤、蜇伤，而且很难被家长发现。

宝宝被咬伤、蜇伤后，会引起局部疼痛、发炎、红肿、出血等症状，这些毒性反应只是局部的发炎现象，很少会持续扩大甚至造成全身的反应。宝宝一旦被毒虫咬伤、蜇伤，家长要及时处理。

如何预防宝宝被蜂虫蜇伤

1. 不要带宝宝到蜂虫比较多的地方玩耍。

2. 教育宝宝不要拿棍捅马蜂窝，有蜂虫出现的地方要尽量绕道而行。

3. 教宝宝如果有群蜂袭击，可站立不动，用外衣盖住头颈来保护自己。

宝宝被蜂虫蜇伤的家庭护理

1. 宝宝被蜂类蜇伤首先应尽可能带宝宝远离现场，防止受到二次攻击。

2. 安抚宝宝的惊恐情绪，哭闹或烦躁不安都会加速毒汁在体内的扩散。

3. 仔细查看蜇伤的部位，观察毒刺是否还留在皮肤里。如果还留在皮肤里，小心地用小镊子将其取出，不要去挤毒刺顶部的毒汁囊（在刺入皮肤的毒刺上端），也不要按摩，以免更多毒液进入体内。可用胶布粘在伤处，然后用力撕起将小刺带出来。如果未能拔出，可用手指绷紧皮肤，令毒刺暴露得多一些，再用镊子拔出。

4. 拔出刺后用炉甘石洗液或肥皂水擦洗蜇伤局部，以中和酸性毒液，减轻疼痛感和肿胀程度。

5. 若宝宝被蝎子蜇伤，应立即用鞋带、布条等绑扎伤口的近心端，以阻止毒液吸收。绑扎的松紧度以阻断淋巴和静脉回流为宜。

什么情况下必须就医

当毒刺不能拔出，或看不见毒刺，或被蜇伤的部位是多处，或宝宝发生了过敏性休克时，要立即送宝宝到医院进行救治。

宝宝被蜈蚣咬伤后，用肥皂水、淡氨水洗涤伤口；如在野外可用鲜蒲公英或鱼腥草嚼碎捣烂后外敷在伤口上；症状严重者，可将蛇药片用水调成糊状，敷于伤口周围。简单处理后应立即送往医院治疗。

让宝宝远离蜂虫多的地方。

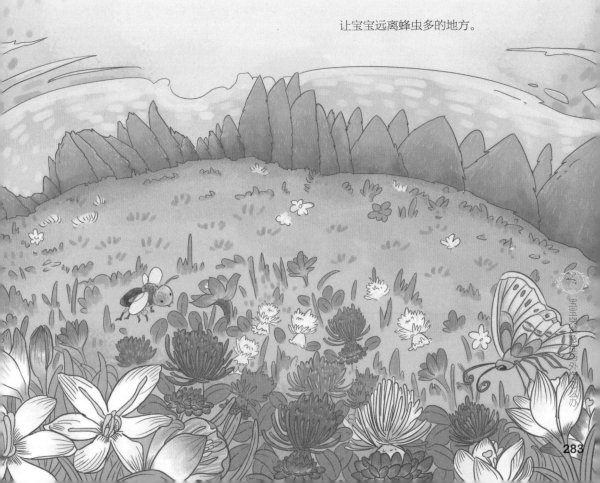

283

家庭急救术

A 当宝宝发生意外而出血时，家人应立即采取科学的止血方法，以免宝宝失血过多。家庭常用的止血方法有以下几种。

一般止血法

只需用生理盐水冲洗干净伤口，覆盖多层消毒纱布，再用绷带加压缠绕即可。在紧急情况下，任何干净而合适的东西都可临时借用做止血包扎，如手帕、毛巾、布条等。

指压止血法

指压止血法多适用于头、颈部及四肢的出血急救，但压迫时间不能过长。

1. 头颈部出血：在伤侧耳前，对准下颌（耳屏前方15厘米处），用拇指压迫颞浅动脉。

2. 上臂出血：抬高患肢，用另一只手对准上臂中段内侧压迫肱动脉。

3. 手掌出血：将患肢抬高，压迫手腕部的尺、桡动脉。

4. 大腿出血：在腹股沟中稍下方，用双手拇指向后用力压迫股动脉。

5. 足部出血：压迫足背动脉和内踝与跟腱之间的胫后动脉。

止血带止血法

止血带止血是一种行之有效的方法。止血带有橡皮止血带、布质止血带（大三角巾、大手帕叠成条状）和临时止血带等。具体方法是，将止血带放置于出血部位的上方，将伤肢扎紧，把血管压瘪而达到止血的目的。这种方法只适用于四肢部位血管的止血。

填塞止血法

将消毒的纱布、棉垫、急救包填塞、压迫在创口内，外用绷带、三角巾包扎，松紧度以达到止血为宜。

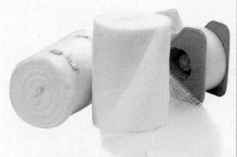

纱布是家庭常用的急救用品。

A 人工呼吸就是人为地帮助受伤宝宝进行被动呼吸，以达到气体交换、促使宝宝恢复自主呼吸的目的。常用的人工呼吸方法有：口对口吹气法、口对鼻吹气法、双手压胸人工呼吸法、双手压背人工呼吸法。

口对口吹气法

宝宝取仰卧位，头部尽量后仰，急救者跪在宝宝身旁，一手托起宝宝的下巴，另一手捏住宝宝的鼻子（不使其漏气）。急救者先深吸一口气，然后对准宝宝的口腔，用力吹气。吹完气后嘴离开，将捏住的鼻孔放开，并用一手压其胸部，以帮助呼气。这样反复进行，每次吹气间隔1.5秒，每分钟进行14~16次。

口对鼻吹气法

如果遇到宝宝口腔有严重外伤或牙关紧闭而无法进行口对口人工呼吸时，可采用口对鼻吹气法。口对鼻吹气法与口对口吹气法基本相同，只是将气体由宝宝的鼻孔吹入，同时将宝宝的嘴捏紧，防止漏气。在进行口对鼻吹气前，先要将宝宝鼻内污物清除干净，以防止阻塞气道。

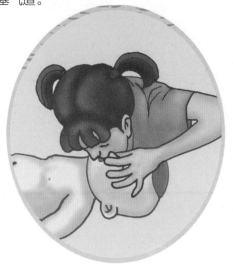

家庭常备医疗用品

家中配备一个医药箱可起到有备无患的作用，能让家人在病痛袭来时更沉着、镇定。在日常生活中，家庭成员难免会出现这样或那样的身体问题，如果家中备有一些常用药物，可以采取应急措施。尤其是有宝宝的家庭更应准备齐全一些。除药物之外，一些基本的医疗测量器具也应具备，当宝宝有些轻微不适时，父母可在家进行测量，避免来回去医院的奔波之苦。

家庭备药原则

1. 药箱应根据家庭成员的年龄、健康状况、季节来配备；春季备些抗过敏药，夏季备些防暑、防蚊虫叮咬药，秋季备些止泻药，冬季备些防感冒、冻疮药等。

2. 选择服用方便的药品，如片剂、颗粒剂、口服液等剂型。

3. 选择大型药品企业、名牌企业生产的药品，其实药品与衣服一样，有质量好坏之分。虽然都符合质量标准，但疗效是不一样的。

4. 选择不良反应少的药品，以上市时间长的药为主，尽量少选择新药。

5. 切记家庭用药不能代替医生诊疗，应及时看医生。

6. 及时清理药箱，原则上半年一次，过期药品及时清除。

药品应如何保存

1. 密封：空气中的氧气能使药物氧化变质。所以，无论是内服药还是外用药，用后一定要盖紧瓶盖，以防药物氧化而变质失效。

2. 避光：西药大多是化学制剂，阳光紫外线能加速药物变质，特别是维生素、抗生素类药物，遇光后会使颜色加深、药效降低，甚至变成有害的、有毒的物质。所以要避光保存才能确保药物不变质。

3. 阴凉：药物的化学反应随温度的上升而加快，因此，药品应存放在家中最凉爽的地方。

4. 干燥：有些药品极易吸收空气中的水分而变质，使药效降低。因此，药品要存放在干燥的地方。

此外，还应注意将药物放在宝宝拿不到的地方，以免宝宝偷服、误服而发生中毒。

儿童用药原则

切忌滥用退热药、抗生素等。体温38.5℃以下不需要特殊处理，多喝水就行，38.5℃以上才需要服退热药。

能输液尽量不手术；能打针尽量不输液；能吃药尽量不打针；按病情选择合适的药物；能外贴尽量不口服。

家庭必备医疗器具

◎长柄不锈钢小匙1个，检查口腔时使用。

◎小号或中号热水袋1个，热敷用。

◎小手电筒1个，在照明不好的情况下查看伤口。

◎消毒纱布5~10块，绷带2卷，胶布1小卷。

◎消毒干棉球，置于消毒大口有盖小瓶内，或准备消毒棉花1包。

◎止血带一根（相当于手指粗的橡胶管）。

婴幼儿常备小药箱

病 症	常 用 药
喷嚏、流涕	板蓝根、小儿宝泰康、小儿清热解毒口服液、小儿感冒颗粒、艾畅、惠菲宁
	双黄连口服液、好娃娃感冒颗粒、牛磺酸颗粒、泰诺感冒咳嗽糖浆
咳嗽、多痰	小儿清肺口服液、小儿宣肺止咳颗粒、猴枣牛黄散、健儿清解液
退热	含布洛芬的糖浆、含对乙酰氨基酚（扑热息痛）的退热糖浆或药片、小儿退热栓
发热、扁桃体炎	利咽冲剂、小儿咽痛冲剂（舌苔厚）、王氏保赤丸（内火盛）、小儿七星茶、小儿七珍丹、退热贴
腹泻	妈咪爱、金双歧、乳酸菌素、丽珠肠乐、双歧三联活菌（培菲康）
消化不良	多酶片、健胃消食片、健胃消食口服液、肠胃康
湿疹	尤卓尔、绿药膏、肤乐霜、舒肤特、炉甘石洗剂、紫草油
磕碰擦外伤	万花油、好得快喷剂、芦荟胶
常用抗病毒药	板蓝根、新博林、盐酸吗啉胍片
烫伤	京万红、绿药膏、烫伤膏
眼部不适	利福平眼药水、红霉素眼药膏、左氧氟沙星滴眼液（可乐必妥）
臀红或皮肤皱褶糜烂	鞣酸软膏、氧化锌软膏
其他	体温计、钙剂、维生素A、维生素D、消毒棉签、2.5%碘酒、75%酒精

看懂宝宝的哭泣方式

正确理解宝宝的哭声

宝宝的正常哭声包括运动性哭声、觅食性哭声、求抱性哭声、反抗性哭声。

运动性哭声指宝宝睡觉醒来，运动肢体时，常伴有的节奏性哭声，这对肺的舒张和呼吸肌的锻炼有益；觅食性哭声即指宝宝饥饿觅食时的哭泣；求抱性哭声只要妈妈抱起后，即可停止；反抗性哭声即指宝宝感到不舒服，如尿布浸湿、衣着过紧、感觉冷热时发出的哭声。如果排除了这4种正常哭声，并且哭泣方式异样时，就要考虑宝宝是否生病了。

宝宝的哭泣与疾病对应表

哭泣方式	具体表现	对应疾病
排便性啼哭	宝宝大小便时哭闹不停	肛裂、肛周脓肿、痔疮、尿道炎
突发尖叫啼哭	哭声直，音调高，哭声来得急，消失得快，很容易被认为是受惊或做噩梦	头痛或其他生理性疼痛
哭闹伴某一肢体不动	哭闹伴有某一肢体不动，或父母触动某一肢体时引起宝宝哭闹	骨髓炎、关节炎、关节脱位、软组织感染
啼哭时抓耳挠腮	哭闹不安，同时伴有抓耳挠腮，或头部来回摇摆，不敢大声哭	中耳炎、外耳道疖肿
连续短促的急哭	口唇青紫，不能平卧，拒乳，点头样呼吸	先天性心脏病
长期夜惊哭闹	哭闹不安、多汗，类似于缺钙	维生素A中毒
呻吟低哭	不带有情绪和要求，似哭又似微弱的哼哼声	肺炎、脑膜炎、急性脑炎
阵发性剧烈哭泣	满床打滚，脸色苍白，额部出汗，拒绝任何人触摸腹部	胆道蛔虫病、肠套叠
喂食时啼哭	流涎，下颌总是湿漉漉的，喂食时总是引起哭闹	口腔溃疡、手足口病、疱疹性口炎